CONTROLE EL DOLOR
ANTES DE QUE EL DOLOR
LE CONTROLE A USTED

Psicología
Psiquiatría
Psicoterapia

Últimos títulos publicados:

MARGARET A. CAUDILL

CONTROLE EL DOLOR ANTES DE QUE EL DOLOR LE CONTROLE A USTED

*Descubra qué es lo que realmente
incrementa y disminuye el dolor*

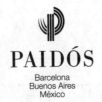

PAIDÓS

Barcelona
Buenos Aires
México

Título original: *Managing Pain Before it Manages You*
Publicado en inglés por The Guilford Press a division of Guilford Publications,
Inc., y traducido al español por convenio con Mark Patterson.

Traducción de Isabel Custodio

Cubierta de Victor Viano

1ª edición, 1998

© 1995 by Guilford Press
© de todas las ediciones en castellano,
   Ediciones Paidós Ibérica, S. A.,
   Mariano Cubí, 92 - 08021 Barcelona
   y Editorial Paidós, SAICF,
   Defensa, 599 - Buenos Aires

ISBN: 84-493-0495-6
Depósito legal: B-2.033/1998

Impreso en Novagràfik, S.L.,
Puigcerdà, 127 - 08019 Barcelona

Impreso en España - Printed in Spain

*A los pacientes que me han instruido en la tenacidad
del espíritu humano.
A mi familia: Richard, Laura y Paul.*

Sumario

Agradecimientos

Considero importante para mí reconocer las cruciales contribuciones de mis colegas Margaret Ennis y Richard Schnable. A lo largo de los años, nuestro diálogo y experiencia acumulada han creado el Programa de Medicina Conductual para el Dolor. Resultaría imposible distinguir dónde terminan sus ideas y dónde empiezan las mías.

También quisiera agradecer el inestimable apoyo de Herbert Benson y de mis colegas de la División de Medicina Conductual, del Mind/Body Medical Institute y el Arnold Pain Center del New England Deaconess Hospital de Boston, así como los de la Hitchcock Clinic y del Matthew Thornton Health Plan de Nashua. Un agradecimiento especial a Nancy L. Josephson, responsable de que este material sea de fácil acceso, así como a Anna Brackett, Barbara Watkins, Deborah Jurkowitz y Marie Sprayberry, de The Guilford Press. Finalmente, deseo hacer extensible mi reconocimiento a Victoria Russell, Eileen Stuart, Richard Friedman, Carol Wells-Federman, Ann Webster y Jay Galipeault por su apoyo y palabras de aliento durante estos años.

Prefacio

La doctora Margaret Caudill ha sido mi médico para el tratamiento del dolor durante todos los años que hemos estado trabajando juntos. Pasando desde lo que son simples acumulaciones de problemas hasta las graves heridas producidas por un accidente, me ha ido enseñando a controlar el dolor de forma sabia y exitosa. Estoy profundamente agradecido y orgulloso de ser un colega suyo.

La destreza de la doctora Caudill con el dolor refleja su extensa experiencia en el enfoque «conexión mente-cuerpo» con medicación para el dolor, ejercicios terapéuticos y dieta. Ha desarrollado un programa demostrado clínicamente y reconocido en todo el mundo. Su programa para el dolor crónico mostró científicamente que reducía significativamente la ansiedad y la depresión, así como la hostilidad y la cólera. Este programa disminuye la interferencia que el dolor crónico produce en la vida cotidiana, reduciendo así el malestar general; en muchos casos, disminuye la intensidad del dolor. Todas estas mejoras se dan frecuentemente reduciendo la medicación para el dolor, y su enfoque registra tal éxito que los pacientes reducen las visitas a sus médicos en un 36% como promedio.

La doctora Caudill ha obtenido estos destacados resultados aunando lo que la gente puede hacer por sí misma con tratamientos médicos de vanguardia. El programa se aplica actualmente en el New England Deaconess Hospital de Boston, en la Hitchcock Clinic de Nashua, New Hampshire, y en los Mind/Body Medical Institute afiliados de los Estados Unidos. Éste es el libro que usan los pacientes y los profesionales de la salud en estas clínicas.

Su publicación permitirá a aquellos de ustedes que no estén participando en un programa formalmente estructurado utilizar este enfoque. Lo puede usar también durante un tratamiento para el dolor prescrito por su médico. O incluso puede descubrir que es el método que su médico ha prescrito para usted. El libro es manejable, y proporciona consejos prácticos de una manera entretenida.

Los que han usado este enfoque cuentan que además de haber disminuido el sufrimiento que produce el dolor, han aprendido a aplicar sus principios a otros aspectos de sus vidas. Se comunican mejor, tienen una actitud más positiva, y frecuentemente consiguen otras metas referentes a la salud. En resumen, destacan que han obtenido más control sobre sus vidas.

Este libro refleja tanto el cuidado y la compasión de la autora como su experiencia y conocimiento. Un enfoque mente-cuerpo con garantías de éxito requiere poseer estas cualidades. Muchos pacientes creen erróneamente que un tratamiento mente-cuerpo significa que su dolor se encuentra «únicamente en sus cabezas». No es esto lo que la doctora Caudill enseña. Más bien le guía con mano experta entre esas consideraciones, mostrándole los aspectos beneficiosos de las interacciones mente-cuerpo, para ayudarle a mejorar su vida en general.

Confío en que el uso que usted hará de este enfoque le ayudará tanto como a los miles de personas que ya se han beneficiado de él.

HERBERT BENSON
Harvard Medical School
New England Deaconess Hospital

Antes de empezar: cómo puede ayudarle este libro

> Gracias a Dios, al fin me di cuenta de que el dolor quizá sea inevitable, pero el sufrimiento es opcional...
>
> CRAIG T. NELSON, actor

Este libro ha evolucionado cuidadosamente a partir de años de trabajo con personas que, valientemente, experimentaban dolor. Si usted ha empezado a leer este libro, probablemente ha vivido con dolor durante algún tiempo. Puede estar padeciendo un trastorno doloroso para el cual no hay cura, o puede encontrarse entre aquellos que han experimentado una profunda frustración intentando explicar a los médicos que su dolor es real y persistente, incluso pese a que ellos no encuentren causas para ese dolor. A pesar de sus protestas, pueden haberle contestado que los resultados de sus pruebas son negativos, que no hay explicación médica para su sufrimiento continuado, que la operación debería haber funcionado, o algo por el estilo. Pueden incluso sugerir, directa o indirectamente, que su estado es el resultado del estrés emocional –o quizás incluso aquello de que «está todo en su cabeza»– y que debería considerar la idea de consultar a un psicólogo.

Por si fuera poco, usted debe volver a casa y dar la cara ante sus angustiados seres queridos, que han estado confiando contra toda esperanza en esa «cura milagrosa» para poder volver a llevar algo parecido a una vida de familia normal. Y ahora debe decirles que su situación no ha cambiado y que ha extinguido las posibilidades médicas. Si sigue sin ir al trabajo pero siente la necesidad de acercarse a sus amigos, debe explicarles que no ha estado de vacaciones, y soportar educadamente sus intolerables comentarios

(«¿*Todavía* no estás mejor?») o sus sugerencias de «remedios caseros» (hígado de serpiente, pulseras de cobre, etc.). Resumiendo, debe estar sintiéndose abandonado, asustado y completamente solo.

Este libro es para usted si se atreve a decir «Sufro dolor crónico, es real, y necesito ayuda». Pero no es necesario que se sienta usted al límite de sus fuerzas para utilizar las técnicas que aquí se describen. Esas técnicas pueden ayudarle también a distanciarse de sus tratamientos médicos continuos. Para usted, en este momento el dolor quizá sea inevitable, pero el sufrimiento es opcional. Y definitivamente, usted no está solo.

Este libro es para usted también si tiene parientes o amigos en situación de dolor crónico. Puede aumentar su comprensión sobre la experiencia del dolor, o puede convertirse en un regalo para esa persona especial. Finalmente, este libro es para usted si es profesional de la salud; puede ser una valiosa fuente para usted y para aquellos de sus pacientes que viven en el dolor.

¿Le parece familiar la siguiente historia?

Una historia común

Pat entró en la consulta de un nuevo especialista, cansada y sin ganas de describir, una vez más, su dolor a un extraño. Ninguno de ellos parecía escucharla cuando intentaba explicarles lo que era levantarse e irse a dormir día tras día con dolor. Cada día le resultaba más y más un esfuerzo cuidar de sí misma y de su familia. Sus hijos se preguntaban: «Mamá, ¿qué te pasa? ¿Por qué no lo arreglan?». Hace dos noches su marido, frustrado –intuía ella– por su sentimiento de impotencia, estalló: «¿Por qué no puedes, simplemente, ignorarlo?». Ella recuerda las palabras de su médico de familia en su última visita: «Ya no puedo hacer nada más. Tienes dolor crónico y debes aprender a vivir con él». Lloró durante todo el camino de regreso. El médico, de todas maneras, le dio el nombre de un especialista del dolor que trabajaba con pacientes que sufrían dolor crónico, y que había tenido éxito con ellos. A ella no le atrajo nada esa posibilidad. Pero después de haber gastado miles de dólares probando medicamentos que producían efectos secundarios, padecer operaciones sin éxito, y tras visitar seis especialistas, aún estaba muy lejos de haberse librado del dolor.

Así pues, aquí estaba, pensó, esperando que de nuevo alguien le diera malas noticias. El médico especialista en dolor, sin embargo, le hizo un tipo de preguntas que no había oído antes, preguntas sobre su experiencia de dolor: ¿había notado que su dolor se incrementara con determinadas actividades, particularmente cuando ella ignoraba sacudidas de aviso para que bajara el ritmo? ¿Encontraba que en momentos de ansiedad o enfado con su familia o respecto a temas económicos, su dolor afloraba? ¿Estaba más irritable de lo acostumbrado? ¿Lloraba con más facilidad? Experimentaba síntomas no dolorosos, como repiración entrecortada, palpitaciones, fatiga o problemas de sueño? Pat respondió sí a todas esas preguntas.

El especialista del dolor le dijo a Pat que su dolor era real –no estaba en absoluto «en su cabeza»– pero que la ciencia médica no sabía todavía cómo contrarrestarlo. Sin embargo, muchos de los síntomas de Pat eran tratables, porque eran el resultado de haber ignorado los límites que el dolor había impuesto en ella. Identificando nuevas maneras de trabajar y aplicándolos a su dolor, podría sentirse menos desamparada, menos desesperanzada, y más controlada. Podría incluso sentirse más productiva y mejor consigo misma, sólo con practicar ciertas técnicas y modificar su rutina diaria, permitiéndose tomar sus molestias en consideración. La telaraña del dolor de Pat podía de hecho desenredarse y volver a tejerse en una red segura, si seguía el programa.

Pat era aún algo escéptica, pero decidió intentarlo. Sintió que, en ese punto, ya no tenía nada que perder y todo que ganar.

Este libro describe el programa que ayudó a Pat y que puede ayudarle a usted también.

¿Es efectivo este programa?

Al igual que Pat, ¿sigue usted siendo escéptico?

El programa presentado en este libro ha demostrado ser efectivo ayudando a personas con dolor crónico a mejorar su calidad de vida. Mis colegas y yo referimos esto en un artículo publicado en la revista científica *The Clinical Journal of Pain* (7, págs. 305-310, 1991).

Encontramos que antes de participar en un programa de control del dolor como el presentado aquí nuestros pacientes realizaban como promedio unas doce visitas al médico en un año. Después de haber participado en él, los pacientes no necesitaron visitar a sus médicos con tanta frecuencia (por debajo de siete visitas al año), y éstas fueron disminuyendo en los dos años siguientes a la finalización del tratamiento. Es más, los pacientes vieron cómo se reducía su depresión, su ansiedad, la gravedad de su dolor, y la interferencia que su dolor producía en sus respectivas actividades. También apreciaron notables aumentos en sus sensaciones de control y en sus niveles de actividad general.

Mis colegas y yo creemos que estos cambios fueron los resultados directos de ayudar a esos pacientes a desarrollar habilidades para el control del dolor. Esas habilidades les permitían asumir un rol más activo en el control de su dolor y en la manera en que vivían.

¿Qué puede esperar usted?

El programa descrito aquí no ofrece ningún tipo de «cura milagrosa». Tampoco promete convertir su vida en lo mismo que era antes de que apareciera el dolor. Sin embargo, esto no quiere decir que usted tenga que soportar el dolor sin más. Si aprende las habilidades y aplica las técnicas que se presentan en este libro, puede volver a ser activo e implicarse de nuevo en su vida, de manera que minimizará el aumento del dolor y reducirá el malestar de tener molestias causadas por el dolor. Al implicarse en su tratamiento del dolor, usted se convierte en parte de la solución del problema.

¿Qué implica?

Este programa de control del dolor le ayudará a entender qué es el dolor crónico y por qué se le prescribieron ciertos tratamientos en el pasado. Para empezar a desenredar la telaraña del dolor en la que usted se ha visto envuelto, se le invitará a explorar su experiencia de dolor rastreando en su vida cotidiana, utilizando un diario para registrar y comparar los efectos del dolor al realizar diferentes actividades. Se le darán muchas oportunidades para reflejar cómo desea vivir cada día. Se le animará a considerar que muchos de los viejos hábitos que le resultaban útiles en el pasado quizá no sean tan efectivos ahora que usted ha desafiado al dolor.

Presentaremos numerosas técnicas de reducción del estrés. Éstas incluirán ejercicios de respiración, técnicas que proporcionan una particular reacción física llamada «respuesta de relajación», técnicas de estiramiento y ejercicios de toma de conciencia del propio cuerpo. Además, se le enseñará a ser más activo con menos dolor y aprenderá a planificar y marcar el ritmo de sus actividades diarias. Se explorarán métodos de distanciamiento en situaciones de dolor y de uso de la respiración para reducir la tensión del dolor mientras se distancia. Se discutirán asimismo métodos de nutrición en su beneficio.

Es más, se abordarán habilidades para combatir la tristeza, la ansiedad o la ira que usted pueda ir experimentando. En muchos casos, esas emociones son el resultado de expectativas y creencias que usted sostuvo antes de que el dolor se instalara en su vida. Se describirán también métodos para que usted comunique claramente sus necesidades y se exprese de manera efectiva con aquellos que le rodean, incluido el profesional de la salud que le acompañe. Finalmente, se compartirán técnicas de resolución de problemas y métodos para empezar a planificar una nueva vida a pesar del dolor. Entonces se sentirá preparado para volver a tejer los maltrechos hilos de la vieja telaraña de su dolor y convertirla en una red segura.

Este programa está concebido para animarle a actuar en su beneficio. De hecho, si ha leído hasta aquí, ya está aprendiendo a hacer sus propias elecciones. En cualquier momento puede abandonar la lectura y detener el proceso, pero continuar adelante le abrira muchas puertas. ¿Va a quedarse donde está, sintiéndose poco comprendido y bloqueado, o comenzará a evaluar y a entender cómo modificar su dolor? ¿Va a continuar sintiendo que está a merced de su dolor, o comenzará a vivir con ilusión? Efectivamente, tiene donde elegir.

Cómo usar este libro

Este programa está siendo utilizado por mucha gente que se siente exactamente como usted. Ellos, como usted, han dado valientemente el primer paso hacia el control de su dolor interesándose por este libro. Tanto si lo lee a solas como si lo hace dentro de un grupo de gente con dolor, puede estar seguro de que su lucha es universal. Leer las historias de los pacientes que se presentan a lo largo del libro puede incluso ayudarle a sentirse menos solo en su trabajo.

Muchos creen que lo mejor es leer un capítulo por semana, pero la verdad es que cada uno debe marcar su propio ritmo. Tómese el tiempo suficiente para responder a las preguntas de cada capítulo y complete todas las tareas de exploración (véase el siguiente apartado). Se añadirán más técnicas y habilidades a medida que usted avance en el libro. Muchas de las tareas no le exigirán un tiempo extra en su programación. Sólo se le requiere prestar atención a cómo hace las cosas que habitualmente hace. Algunas de las técnicas y habilidades, como las que se encuentran en los capítulos de actitudes y comunicación, pueden llevarle un poco más de tiempo.

Recuerde que aquí no se le pide terminar los diez capítulos en diez semanas. Estudios de investigación con gente que ha conseguido cambiarse a sí misma y con sujetos bajo un tratamiento de tabaquismo sugieren que se necesitan al menos diez semanas para comenzar a cambiar la conducta, y que se requieren seis meses de acción sostenida para confirmar el mantenimiento de estos cambios. La investigación nos muestra asimismo que el cambio real, y por lo tanto sus beneficios reales, sólo aparecen cuando la gente actúa según lo que ve escrito. Si sigue dudando acerca de los beneficios de trabajar con este libro, puede que el hecho de leerlo sea lo que usted necesita en este momento. Si está dispuesto a cambiar la manera en que usted siente el dolor y a mejorar su vida respecto al mismo, entonces es esencial cumplir con los ejercicios de este libro.

Complementos especiales del libro

Se ha dotado al libro de numerosos complementos para ayudarle. Incluye resúmenes en cada capítulo, tareas de exploración, listas suplementarias de lectura, apéndices, cuadernos de trabajo al final del libro y otros materiales.

Se proporciona un resumen al final de cada capítulo. Leerlo al comienzo puede ayudarle a captar los puntos destacados de cada capítulo, como un anticipo de las atracciones que le esperan, por así decirlo. Repasar el resumen tras la lectura del capítulo puede ser útil para retener ciertos puntos o aspectos que pueda haber olvidado.

En la mayoría de los capítulos se han añadido tareas de exploración, y usted debe completar todo el conjunto de tareas antes de pasar al siguiente capítulo. Estas tareas están indicadas para reforzar lo que usted está aprendiendo en el capítulo, obligándole a aplicar las habilidades y técnicas en su situación concreta y poniéndolas en práctica. Le llevarán del plano de la teoría al de la acción, donde se realiza el aprendizaje real. Si usted trabaja un capítulo por semana, las tareas de exploración le clarificarán qué habilidades debe estar practicando en cada momento en particular.

Se añaden listas suplementarias de lectura al final de la mayoría de los capítulos. Los contenidos de estas listas (junto con algunas fuentes adicionales) se presentan en forma de bibliografía despúes del apéndice B. Puede utilizar este material de lectura para que le ayude a desarrollar sus habilidades de enfrentamiento más adelante.

El apéndice A, «Situaciones más comunes de dolor crónico», es una revisión de las observaciones que he realizado respecto a varios síndromes de dolor crónico. Puede servir como fuente para grupos de apoyo o para recomendaciones posteriores de tratamiento en algunos casos. El apéndice B, «Trabaje cómodamente», lo escribió un antiguo paciente mío para ayudar a aquellos que se encuentran trabajando continuamente delante del ordenador. Contiene importantes recomendaciones para prevenir lesiones o recaídas.

Al final del libro, siguiendo el sumario, se encuentran un cuaderno de trabajo y otros materiales. Para facilitar el fotocopiado, se ha perforado uno de los juegos y se puede arrancar fácilmente. Los cuadernos de trabajo incluyen: un diario del dolor (véase el capítulo 1 para una explicación de su uso); un diario de respuestas de relajación (véase el capítulo 3); un cuaderno de actividades (véase el capítulo 4), una hoja de comida diaria (véase el capítulo 5); un cuestionario para controlar sus pensamientos automáticos, emociones, y otras respuestas a acontecimientos provocadores de estrés (véase el capítulo 6); y una hoja de *feedback* que proporciona información al profesional de la salud que trabaja con usted sobre su experiencia de dolor (véase el capítulo 8).

Se incluye, como material adicional: 1) un cartel de «No molestar» que usted debe copiar y colgar en su puerta para prevenir interrupciones durante la práctica de las técnicas de respuesta de relajación; y 2) una carta a su responsable de salud, la cual le invito a copiar y compartir con él/ella en su próxima visita. Explica cómo pueden ayudarle a usar la información de este libro y animarle en el caso de que usted lo utilice por su cuenta.

Nota final

Las soluciones que ofrece este libro son para gente real que vive en el mundo real. Las habilidades y técnicas son prácticas, y las recomendaciones están basadas en años de trabajo con gente que sufre dolor como usted. Le animamos a leer y releer cuidadosamente incluso afirmaciones que pueda encontrar desagradables o que le puedan producir malestar. La afirmación de que es posible vivir con dolor, que después de terminar este libro usted no se liberará necesariamente del dolor, pueden ser las últimas cosas que usted desea oír. Comprendo que usted no ha elegido el dolor y que su vida se ha visto perturbada por él. Estas recomendaciones para trabajar con su dolor y reconstruir su vida no se han hecho a la ligera sino porque he visto que, con ayuda, la gente es capaz de vivir con él, e incluso superarlo de manera notable. Usted puede volver a ser productivo, puede disfrutar de los placeres de la vida, y puede incluso realizar algunos sueños si aplica lo que ha leído en este libro a su problema con el dolor. Espero que éste sea un nuevo comienzo para usted. ¡Bienvenido al programa!

CAPÍTULO 1

Empiece por asumir el control de su dolor

Seguramente todavía le quedarán dudas acerca de cómo llegar a disfrutar de una vida marcada por el dolor crónico, o incluso de cómo hacer que una vida así llegue a merecer la pena. En todo caso, démonos al menos la oportunidad de explorar cómo es posible llevar una vida digna con la presencia de dolor crónico. Para ello, la clave está, por un lado, en asumir la responsabilidad de su dolor (pero no culpándose a usted mismo ni culpabilizando a los demás por su dolor, sino en el sentido de aceptar su «posesión»); por otro lado, en determinar exactamente cuáles de sus problemas parten del dolor, y en reestablecer sus metas a la luz de esta información. Este capítulo intentará proporcionarle un primer conjunto de herramientas para que usted empiece a controlar su dolor: por un lado comenzar a llevar un diario del dolor y el proceso de establecimiento de metas. Echemos un vistazo, para empezar, a la primera de las tres claves comentadas.

Acepte la posesión de su dolor

En este momento, usted podría concretar su problema en el hecho de que siente dolor y de que este dolor no tiene intención de desaparecer. Bien, en todo caso se trata de un primer paso importante; antes de intentar hacer nada con su dolor, usted tiene que apercibirse de que éste existe. A pesar de ello, quizá se sienta todavía inclinado a culpar a los demás de su dolor. Puede que piense que sus médicos fracasan al no encontrar y poner remedio al origen de su dolor, o por lo menos al no haber conseguido que usted se sienta mejor. Puede creer que sus seres queridos no están haciendo nada para ayudarle, o que muestran una gran falta de comprensión o de empatía hacia su problema. Puede incluso sentir que la culpa es de la sociedad, por crear la situación que lo colocó a usted frente a su dolor, o por no ponerle nada fácil el buscar ayuda.

El hecho de que usted se sienta triste, enfadado o angustiado por las molestias que el dolor está causando en su vida es del todo comprensible y normal. En estas circunstancias, puede resultar muy tentador sentir que los otros son los culpables de la situación, y que por lo tanto les corresponde a ellos la responsabilidad de hacerlo desaparecer. En efecto, mucha gente que sufre dolor se agarra a esa justificación: los demás, los médicos, la sociedad... El problema que conlleva esta mentalidad de intentar desvincularse del dolor y de la responsabilidad de cada uno sobre el dolor propio, es que no consigue más que alargar el propio sentimiento de impotencia. Dado que su dolor no tiene ninguna intención de desaparecer –y ésta es la tónica del dolor crónico– la manera de empezar a recuperar el control sobre él puede ser el ir aceptando la responsabilidad de vivir con él. En la medida en que usted vaya adoptando esa actitud de «posesión» de su problema con el dolor, estará empezando a tener la sartén por el mango. Sin obviar en absoluto que necesitará la ayuda de su familia, de su médico y de la sociedad para sacarle de esa telaraña que es su dolor, vaya tomando conciencia de que la tarea de ir reparando los hilos y de reconstruir esa red hasta convertirla en algo seguro, es algo que le corresponde a usted y a nadie más que a usted.

Y ahora quizás piense: «Genial. Encima yo soy el responsable de mi dolor, ¿eh? Ahora es culpa mía... Es lo que decían todos –o por lo menos lo insinuaban– hasta ahora. Como si no me sintiera ya bastante culpable y deshecho...». Pero esto no es lo que se insinúa aquí, ni mucho menos. Como ya debe saber, la culpabilización puede estar paralizando sus emociones. Le puede hacer sentir que dado que es usted una persona tan poco digna y valorable, no debe servir de nada siquiera el intentarlo. Sin embargo, aceptar la «posesión» sobre su dolor significa darse cuenta de que *es* usted una persona del todo digna, de que *sí* sirve de algo intentar cosas, de que *hay* opciones para usted. Y eso es muy diferente a torturarse.

El dolor crónico es complejo, tiene múltiples orígenes y tratamientos, y a menudo ha sido poco comprendido. Este libro intentará proporcionarle la información que usted necesita para salir adelante. Incluso aceptando que su vida será siempre diferente de como era antes de desarrollar este dolor crónico, lo que sí es seguro es que podrá cambiar determinados aspectos del dolor, podrá aprender a aceptar otros y podrá empezar a trabajar con los que le provoquen menos molestias. Será un trabajo difícil, pero no imposible.

Determine cuáles son exactamente sus problemas

> Orden y simplificación son los primeros pasos hacia el dominio del sujeto; el enemigo actual es lo desconocido.
>
> THOMAS MANN, *La montaña mágica* (1924)

La importancia de rastrear en los niveles de su dolor

Una forma importante de ganar control sobre su dolor podría ser llevar un registro del mismo para ver cómo ciertos factores –por ejemplo, determinadas actividades, el tiempo, la tensión, el insomnio– incrementan o disminuyen el nivel de su dolor. Sería conveniente llevar este registro unas tres veces al día, a las horas regulares que mejor le convengan. Por ejemplo, puede registrar el nivel de su dolor cuando se despierte, después de comer, y de nuevo cuando se vaya a la cama. Es importante mantener esta regularidad, ya que si registra su dolor sólo cuando se da cuenta de que lo tiene, no percibirá cuándo éste se altera. Registrar su dolor a intervalos regulares le permitirá ir descubriendo el patrón al que se ajusta su experiencia de dolor. Y estos patrones le ayudarán a determinar más fácilmente la naturaleza exacta de sus problemas.

Mucha gente se resiste a la idea de tener que llevar un registro de su dolor, y puede que usted sea uno de ellos. Como si no tuviera bastante con soportarlo, encima alguien le pide ahora que lo registre todo... ¡tres veces al día! «¿Por qué? ¡No es justo!», debe de estar diciendo... Tal vez la siguiente historia le ayude.

A Paula le molestaba tener que ir registrando los niveles de su dolor. Le dolía la espalda, y ya era suficientemente consciente de que sufría. ¿Para qué anotarlo tres veces al día? No tenía tiempo para tan ridícula actividad.

Al principio Paula se sentía tan triste que el simple hecho de registrar el dolor sólo le recordaba lo mal que lo estaba pasando. Pero gradualmente se fue dando cuenta de lo mucho que había estado negando su dolor en la espalda y la manera en que este dolor le había impedido comprometerse con cualquier actividad productiva o placentera. No sólo había dejado de trabajar fuera de casa; prácticamente también había abandonado las tareas domésticas. Su casa no estaba ni mucho menos tan limpia como en el pasado. Y para empeorarlo, se pasaba el día enfadada con su marido y gritando a sus hijos. Casi no veía a sus amigos, de hecho ya no le importaba salir con ellos. Pero de alguna manera, Paula sabía que no era ésta la forma en que a ella le gustaba vivir.

Paula comenzó a darse cuenta de que no dejaba de esforzarse durante el día, y que se derrumbaba al llegar la noche. Mientras se mantenía de pie sentía su espalda rígida, y el dolor se iba incrementando a lo largo del día. ¿Cuál era la causa?

¿Acaso no medía sus esfuerzos? ¿Le agobiaba su rutina? Poco a poco, las respuestas fueron llegando.

Con el paso del tiempo, Paula se dio cuenta de que registrar su dolor le ayudaba a aprender más acerca de la relación entre éste y lo que ella hacía o no hacía. Fue capaz de incorporar las habilidades que aprendió en el programa de manejo del dolor en su rutina diaria, y poco a poco fue controlando su dolor.

Si usted no cree que registrar el dolor supoga ningún trabajo para usted, fantástico. Si cree que sí, que para usted supondrá un esfuerzo, piense lo siguiente: usted ha hecho todo lo que podía dada su situación, pero eso no ha resultado ser lo suficientemente efectivo como para controlar su dolor. Registrar los niveles de su dolor le ayudará a determinar en qué punto se ha quedado atascado, y le ayudará a avanzar en la dirección correcta. No cuente con su memoria para recordar siempre la intensidad de su dolor, y menos cuando ya ha pasado un cierto tiempo. Así que dele una oportunidad al método de registro. Él trabajará por usted. Recuerde: *todo aquello que conoces, puedes dominarlo.*

Mantenimiento de un diario del dolor

Una manera efectiva de registrar su dolor consiste en llevar un cuaderno diario del dolor como el que adjuntamos al final de este libro. Se ofrece una muestra ya cumplimentada de diario del dolor junto a otra en blanco, pensada para que usted la use.

Instrucciones

En este formato de diario del dolor, es importante aprender a diferenciar entre «sensación de dolor» y «malestar», tal como vamos a indicarle a continuación: «Sensación de dolor» se refiere al componente físico de su dolor, como por ejemplo, pinchazos, quemazones, punzadas, y otras sensaciones físicas que usted pueda experimentar. El «malestar» se refiere a la *percepción* de su dolor y constituye una medida del sufrimiento emocional que usted experimenta: por ejemplo, la frustración, ansiedad, ira o tristeza que usted pueda estar sintiendo.

Fíjese en que la palabra «sentir» se puede usar para describir tanto las sensaciones físicas (del cuerpo) como las reacciones emocionales (de la mente). Esto puede llevarle a confusión en el momento en que intente describir la experiencia de dolor, tanto a usted mismo como al mundo exterior. Yo misma empecé a profundizar en esta distinción con mis pacientes años atrás, cuando reparé que en su última sesión de grupo comentaban lo bien que se sentían, pese a que sus registros de dolor sólo habían disminuido un poco con respecto al inicio del programa. Estaba hecha un lío, así que les pedí que me lo aclararan. Respondieron sin dudar: «Todavía percibimos el dolor [sensación física] pero nos *sentimos* mucho mejor [malestar]. No nos sentimos tan desamparados. Sabemos qué hacer con nuestro dolor, podemos controlarlo de nuevo».

Se puede trabajar mucho con sus niveles de malestar. Puede empezar usted por entrar en contacto con su propia experiencia de dolor, tanto a nivel físico como emocional. Y puede que encuentre que el que predomina es el físico, *o* bien el emocional; le llevará algún tiempo encontrar la diferencia. Algunos de los ejercicios que encontrará en los próximos capítulos le ayudarán a separar esos sentimientos.

1. Registre sus niveles de dolor en el ejemplar de diario del dolor tres veces al día y a intervalos regulares, tal como hemos descrito. Por ejemplo, por la mañana, por la tarde y antes de ir a la cama.

2. Hay un espacio en el diario para describir la situación que acompaña a cada puntuación de dolor/malestar. Por ejemplo, ¿estaba viendo la televisión, almorzando, sentado ante el ordenador, o preparando la cena? Anote qué actividad realizaba en ese momento.

3. Puntúe su sensación de dolor y malestar entre 0 a 10, tal y como describimos aquí:

    0 = Sin dolor/malestar
    1 - 9 = Diversos grados de dolor/malestar
    10 = Dolor insoportable/terriblemente angustiado

    Puede que necesite unas cuantas semanas para establecer qué significan para usted estos números. Es normal. El dolor es una experiencia personal, y usted está intentando puntuar la experiencia que usted está viviendo. (En todo caso, si percibe alguna dificultad particular o ve que le cuesta mucho, consulte el ejercicio «Puntúe su dolor», que se encuentra en el apartado «Escuche a su cuerpo», del capítulo 4.)

4. Al final de cada día, sume los números de las tres puntuaciones que ha ido registrando, y promédielos dividiendo el número total entre tres, obteniendo de esta manera una puntuación diaria de su dolor. Haga lo mismo para las puntuaciones de su malestar. Construir un gráfico con las puntuaciones de cada registro del día y los promedios por día durante las semanas y meses en los que usted esté llevando a cabo su programa de manejo del dolor puede ayudarle a visualizar más claramente el patrón que sigue este dolor. Personalmente yo le recomiendo seguir tomando nota de los niveles de su dolor durante al menos los tres meses siguientes. Puede dejarlo cuando estos niveles se estabilicen y usted se encuentre mejor, observando un mayor control en las respuestas a su dolor. Siempre puede empezar de nuevo si su dolor empeora.

5. También dejamos un espacio para anotar cualquier medicación o acción que

emprendió para aliviar su dolor. Por ejemplo, anote si tomó un baño caliente, dio un paseo, hizo estiramientos, o tomó un par de aspirinas.

El diario del dolor está pensado para que usted pueda profundizar en su exploración personal y para que pueda extraer de él algún beneficio. En cualquier caso, si encuentra más práctico registrar el dolor en dos áreas separadas del cuerpo, o quiere diferenciar el malestar que viene del dolor en concreto de un malestar más vital, le animo a que lo haga. El diario del dolor puede ser también una importante fuente de información cuando visite a su médico, en especial cuando ambos estén estudiando sus respuestas ante el tratamiento o ante una recaída.

Anotar las variaciones de su dolor

Si descubre que está registrando su dolor con la misma puntuación tres veces al día y siete veces a la semana, examine su dolor con mayor atención. La sensación de dolor y malestar varía. Raramente permanece constante durante días o semanas. Sin embargo, la gente que sufre dolor crónico suele globalizar o generalizar su experiencia de dolor de manera que parece que el dolor es invariable y persistente.

La variación natural en la sensación de dolor y el malestar que produce es el resultado del movimiento de atención de una cosa a otra, en el que entran factores adicionales como el humor, el cansancio o la tensión muscular, que influyen en la experiencia de dolor momento a momento. El cerebro, juez final de los estímulos sensoriales y emocionales, tiende a dedicar una mayor atención a niveles cambiantes de sensación o acontecimientos. Se aburre con rapidez con la estimulación, sonidos y dolor constante, que provienen tanto del exterior como del interior del cuerpo. Así pues, dolor y conciencia del dolor también varían.

Por ejemplo, si se encuentra en una habitación donde hay un ventilador, puede percibir el sonido que éste produce cuando entra en la habitación; pasado un corto periodo de tiempo, sin embargo, usted «olvidará» su presencia. Si alguien lo apaga, usted reparará en la ausencia del sonido durante unos pocos segundos. De la misma manera, puede que no sea consciente de la presión de su espalda contra la silla mientras está sentado leyendo este libro, pero una vez que yo se lo he apuntado, usted pasa a ser consciente de repente. También esa toma de conciencia desaparecerá en pocos segundos, mientras usted continúa leyendo.

Puede utilizar este lapso de tiempo en que el cerebro todavía no está sujeto a la estimulación constante como ayuda para alterar su experiencia de dolor. Discutiremos algunas técnicas útiles a este efecto en capítulos siguientes.

Siguiente paso

¿Así que en las próximas semanas es probable que se sienta peor? Tal vez diga usted: «¡Oh, no! Creí que este programa me haría sentir mejor, no peor». Bueno, no se desespere todavía. Este programa comienza por hacerle identificar aquello que usted ha ido experimentando, tanto a nivel físico como emocional. Si empieza a sentirse peor, no será porque el dolor empeore, sino porque lo lleva usted a su conciencia, y esto altera su percepción. Recuerde esto para referencias futuras: cambiando su percepción usted está cambiando la experiencia de su dolor.

· La mayoría de la gente se niega a enfrentarse al dolor. Puede que esto funcione con problemas a corto plazo. Los problemas de duración más larga normalmente requieren una acción consciente. La acción consciente le permite implicarse en actividades sin que su dolor se resienta. A través de este programa le pediremos que tome una mayor conciencia respecto a sus pensamientos, experiencias e interacciones diarias y se le enseñará a distraerse del dolor; sin embargo, esto requiere una acción consciente por su parte, bajo su total control, y libre de cualquier efecto secundario que pueda resultar dañino. Se trata de un proceso, y eso significa que llevará un tiempo; ahora, usted sólo está empezando.

Establecimiento de metas

Con frecuencia la gente con dolor crónico se queja de encontrarse dispersa, a la deriva, descentrada o fracasada. Estos síntomas se deben en parte a expectativas no colmadas, dado que el dolor limita el ejercicio de ciertas actividades. Seguro que hoy por hoy usted se siente incapaz de cumplir o llevar a cabo lo que se había propuesto. La habilidad para funcionar e implicarse en actividades significativas otorga significado a nuestra vida. Cuando por culpa del dolor esta actividad significativa no se puede realizar, usted sufre todavía más. Mantener un diario ayuda a devolver un objetivo a su vida, poniendo orden y simplificación en este «gran desconocido», el dolor, y determinando qué se puede hacer para reducirlo o para enfrentarse a él.

Otra manera de controlar un poco más su dolor puede consistir en establecer metas a través de las cuales usted poco a poco haga volver el orden, el éxito y la realización a su vida. En esta situación particular, el establecimiento de metas le ayudará a comprometerse con este programa. Pero si no está acostumbrado, esta actividad le será un poco difícil. La clave reside en establecer metas *conseguibles*. Esto es algo particularmente importante cuando se aprende a vivir con el dolor, porque no hay necesidad de hacerle sentir más fracasado de lo que usted ya se siente. Existen formas de establecer metas de manera que usted no fracase: tomándose el proceso de establecimiento de las mismas de manera lenta y gradual, cada pequeño éxito le motivará para proponerse nuevos retos.

Dispongámonos a empezar, y hagámoslo considerando tres metas a las que a usted le gustaría llegar siguiendo este programa. Las metas deben concretarse en acciones a corto plazo, de manera que se puedan alcanzar en dos o tres meses.

Criterio de establecimiento de metas

Utilice el siguiente criterio para establecer sus metas:

1. *Una meta debe ser medible.* ¿Podría evaluar cuándo ha alcanzado esta meta?
2. *Una meta debe ser realista.* ¿Es posible alcanzarla, incluso sintiendo dolor?
3. *Una meta debe ser conductual.* ¿Comporta dar pasos o emprender acciones específicas?
4. *Una meta debe estar «centrada en mí».* ¿Es *usted* el que se compromete en esas acciones o conductas que mide?
5. *Una meta debe ser deseable.* ¿Desea lo suficiente los resultados de esta meta como para comprometer sus esfuerzos?

La meta de Cindy consistía en sentir menos estrés al cabo de cuatro semanas. Parecía algo razonable, pero, ¿qué significaba exactamente? ¿Acaso «sentir menos estrés» era medible? ¿Qué significaba «sentir estrés»? ¿Qué entendía ella por «menos estrés»? ¿Qué cambio de conducta en la forma de acciones o pasos específicos necesitaría Cindy para poner en marcha su compromiso respecto a esta meta? Si Cindy no respondía previamente a estas preguntas, estaba dejando el éxito de su empresa en manos de la suerte. Y dejar algo en manos de la suerte no garantiza el éxito. Podría resultar incluso desagradable.

Cindy retomó su meta y decidió que, para ella, «sentir estrés» significaba notar la tensión en la espalda o en el cuello. Deseaba ser capaz de controlar esa tensión en el cuello. Si llegaba a hacer eso, quizá también disminuirían sus dolores de cabeza. Ahora ya podía hacer una lista de conductas a través de las cuales podría alcanzar esta meta *medible* y *deseable:* una disminución de la tensión en su cuello y también una disminución en el número de dolores de cabeza.

Cindy decidió hacer natación tres veces por semana, tomar un descanso para hacer estiramientos en su trabajo frente al ordenador, a razón de sesenta segundos por cada hora de trabajo (véase el capítulo 4), y practicar una técnica de respuesta de relajación (véase el capítulo 3) una vez al día. De esta manera, estaba convirtiendo su meta en algo *conductual* (los pasos que ella había elegido eran específicos, claros), *realista* (estos pasos eran relativamente fáciles de seguir) y *«centrada en mí»* (ella, y nadie más, era la que se comprometía a realizar esas actividades).

Al trabajar día a día en su meta, Cindy fue observando cómo disminuía su dolor en el cuello y cómo esto influía en la frecuencia de sus dolores de cabeza. Su éxito no fue por casualidad, sino el resultado de un gran esfuerzo por su parte.

Ejercicio de establecimiento de metas

Anote a continuación tres metas que a usted le gustaría alcanzar en los próximos dos o tres meses y que sean compatibles con este programa de control del dolor. Describa esta metas como alcanzables en cada una de las cinco formas descritas anteriormente.

Usemos la meta de Cindy como ejemplo:

1. **Meta:** *Disminución de la tensión en la parte trasera del cuello y reducción de los dolores de cabeza.*

Pasos que hay que seguir para conseguir esta meta:

A. *Nadar tres veces por semana.*

B. *Hacer estiramientos con cierta frecuencia mientras trabaja frente al ordenador.*

C. *Practicar alguna de las técnicas de relajación una vez al día.*

Ahora le toca a usted.

1. **Meta:** _____

Pasos que se deben seguir para alcanzar esta meta:

A. _____
B. _____
C. _____

2. **Meta:** _____

Pasos que se deben seguir para alcanzar esta meta:

A. _____
B. _____
C. _____

3. **Meta:** _____

Pasos que se deben seguir para alcanzar esta meta:

A. _____
B. _____
C. _____

Establecer metas en este momento es una manera de comprometerse con este programa de autoayuda. Si nota que se resiste o que se encuentra confundido, pregúntese por qué. ¿Ha sido lo suficientemente claro al establecer qué es lo que desea? ¿Lo que desea es algo que no puede conseguir en este momento? ¿Existe alguna manera de modificar este deseo y hacerlo alcanzable? No se sorprenda si descubre que se siente triste, enfadado o frustrado con este ejercicio, especialmente si hay cosas que usted desea y no puede conseguir. Adquirir la habilidad para ser flexible y para identificar otras metas alcanzables, aun en presencia del dolor, puede ser muy valioso. De nuevo, hay opciones para usted. Establecer metas sólo es un paso para ir identificando estas opciones.

Felicítese por haber encontrado la suficiente valentía y determinación como para empezar este proceso, ¡y también por esforzarse para comprender y controlar más su propia vida!

Resumen

- Tomar posesión de su dolor es el primer paso para empezar a controlarlo.
- Registrar su dolor le ayudará a ver qué factores lo incrementan o disminuyen y entender así en qué consiste exactamente su problema.
- El diario del dolor le ayudará a seguir los pasos de su dolor.
- Tomar conciencia de su dolor quizás le haga sentir peor… por un tiempo. Sin embargo, puede aprender a distraerse conscientemente de su dolor.
- Establecer metas alcanzables –esto es, medibles, realistas, conductuales, «centradas en mí», y deseables– es imprescindible para asegurar el éxito.

Tareas de exploración

1. Cuando su dolor empeore, anote qué es lo que hace para sentirse mejor:

_____

_____

_____

_____

2. Dibújese a sí mismo y a su dolor en la página siguiente. Utilice lápices de colores o rotuladores. Por favor, ¡no lo haga en blanco y negro! No vamos a exponer su trabajo, se trata sólo de un ejercicio importante para observar el dolor de una manera no verbal.

Utilice este espacio para dibujarse a sí mismo y a su dolor:

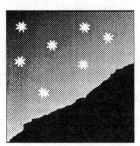

CAPÍTULO 2

Comprender el dolor

El dolor es, como la fiebre, un síntoma. Pero también es un componente esencial de la experiencia humana. Pasemos primero a repasar algunas aproximaciones que se han hecho al significado del dolor:

- En el nivel *biológico,* el dolor actúa como una señal de que el cuerpo ha resultado dañado.
- En el nivel *psicológico,* el dolor se experimenta como sufrimiento emocional.
- En el nivel *conductual,* el dolor altera la manera que tiene la persona de actuar y de moverse.
- En el nivel *cognitivo,* el dolor está definido por su significado, sus causas y sus posibles remedios.
- En el nivel *espiritual,* la concepción del dolor está ligada a la condición humana de mortalidad.
- En el nivel *cultural,* se ha usado el dolor para comprobar la fortaleza de la gente o para forzar su sumisión.

El dolor revela un proceso complejo, y su percepción consciente puede verse magnificada, coloreada y reinterpretada a partir de la experiencia de la gente.

Categorías de dolor

El cuerpo experimenta dos tipos de dolor: «dolor agudo» y «dolor crónico».

Dolor agudo

El dolor agudo es aquel que comporta, por lo general, una fuente identificable y cuya duración es limitada. Como ejemplos de dolor agudo se podrían citar:

- *Reacción ante el hierro candente:* el hierro candente causa dolor, y por ello se retira la mano. La fuente de este dolor es el hierro candente, que estimula los nervios del dolor en la mano.
- *Apendicitis:* el dolor que proviene de una infección del apéndice constituye un proceso agudo algo más complicado. El dolor sirve de aviso de que algo va mal, y lleva a la persona a buscar un remedio.
- *Dolores de parto:* el dolor durante el alumbramiento es agudo; la fuente es bien conocida, y en la mayoría de los casos conlleva una duración limitada.

En un periodo predecible de tiempo, la quemadura se cura, el apéndice se extrae y la cicatriz sana, y finalmente se da a luz al bebé. La gente suele recuperarse de un dolor agudo en un periodo razonablemente limitado de tiempo. Se puede experimentar ansiedad o miedo al inicio del dolor, pero éste debe disminuir en el momento en que se identifica el problema, se comienza el tratamiento y se lleva a cabo la recuperación. Ciertamente, el dolor es un importante síntoma que hay que tener en cuenta, pero una vez se ha diagnosticado y comienza el tratamiento, no tiene sentido retener ese dolor porque sí.

Dolor crónico

El dolor crónico aparece cuando el propio mecanismo de dolor no funciona, o cuando ciertos trastornos asociados al dolor se convierten en crónicos por razones desconocidas. Como consecuencia el dolor se hace persistente, y el propio síntoma se convierte en un trastorno. Con frecuencia este dolor crónico se define de forma equivocada en relación con su causa o fuente. Por lo general se alarga más de tres meses, y se suele asociar a múltiples consecuencias, tanto en el nivel biológico, como en el psicológico y el sociológico.

He aquí algunos ejemplos de problemas asociados al dolor crónico:

- Dolor de espalda o cuello.
- Cistitis intersticial.
- Neuropatía diabética.

- Dolor de cabeza.
- Fibromialgia.

Una variación del dolor crónico sería el dolor crónico intermitente. Se trata de periodos de tiempo en los que no hay dolor, alternados con semanas o meses con la presencia de un dolor diario intenso. Como ejemplos de este dolor intermitente se podrían incluir las migrañas, la artritis reumatoide y el síndrome de colon irritable.

La experiencia del dolor crónico

En situaciones de dolor crónico puede aparecer una magnificación de la experiencia de dolor debido al largo periodo de tiempo en que los síntomas no se han aliviado. Esta experiencia puede verse reforzada por circunstancias tales como el entorno (cambios del tiempo), las expectativas («Si tengo este dolor, ¿no será que estoy haciendo algo mal?»), una búsqueda de significado («¿Por qué a mí?»), y/o normas culturales («Lo que cuesta hay que sufrirlo»). Sus percepciones (creencias, actitudes, estado anímico) afectan en gran manera a su experiencia de dolor crónico.

Pese a que no contamos con explicaciones claras respecto a su dolor crónico, usted está preparado, tanto en el nivel biológico como en el nivel psicológico, para resolver el problema. Recuerde que la presencia del dolor y su apremio a reaccionar ante ella está ya establecida en una de las partes más primitivas de nuestro cerebro. Cuando el sistema del dolor funciona bien, actúa como señal de alarma de algún peligro o daño. En cambio, cuando el sistema se desborda o empieza a responder indiscriminadamente, puede revelar la presencia de estrés físico o emocional. Como resultado, experimentará aún más síntomas (como cansancio, tensión muscular o insomnio). Estos síntomas adicionales son el resultado del estrés que el dolor crónico produce.

Durante meses o años, usted ha ido experimentando un estímulo doloroso de manera constante. En el plano biológico, ha tenido que estar viviendo con una señal que normalmente requiere una exclusiva atención y urgencia. En el psicológico, se sentirá ansioso, deprimido y abandonado. En el nivel conductual, se estará volviendo menos sociable; habrá abandonado ciertas actividades o la compañía de los demás. Cognitivamente, puede que se considere incapaz de asumir ningún reto, o habrá agotado su ingenio imaginando cómo salir de esto. En el nivel espiritual, seguramente se sentirá abandonado y abatido. Y culturalmente, se encontrará luchando contra las normas o expectativas que regulan el sufrimiento.

Para usted es importante entender qué es y qué no es el dolor crónico, y para qué se supone que sirven los mecanismos que perpetúan su presencia. Su enemigo es lo desconocido. Puede empezar a acercarse a ese gran secreto intentando comprender el proceso que sigue su dolor, y para ello, una buena herramienta de trabajo sería, por ejemplo, llevar un diario de dolor, en la medida en que una actividad como ésta le ayuda a entender cómo se configura en usted la experiencia de dolor.

Una vez que haya aprendido algo acerca del dolor agudo y crónico, dedique un minuto para leer lo que sigue; se trata de una historia común en todos aquellos que en un momento dado cortan con el dolor crónico. Vea si puede identificar tanto el dolor agudo como el crónico en este proceso.

A sus 31 años, Sarah era una profesora de inglés muy activa, a la que le gustaba la jardinería, bailar y cabalgar en su tiempo libre. Un día, recogiendo un montón de abono, sintió una punzada de dolor en su pierna derecha, que después le hacía cojear considerablemente. Se lo tomó con calma durante una semana, dejó de hacer ejercicio y de montar a caballo esperando a ver si mejoraba. Pero no mejoró. Entonces fue al médico. Un examen le mostró que había perdido los reflejos en su pierna derecha: una tomografía axial computerizada (TAC) reveló una hernia discal en la región lumbar. Entonces fue derivada a un neurocirujano, quien recomendó una operación.

Para entonces Sarah sentía constantes sensaciones parecidas a puñaladas en la pierna, que le bajaban hasta el pie. No llegaba a encontrar una postura cómoda para dormir, y aquel dolor constante se resistía a desaparecer de su mente. Tenía pesadillas, en las que le operaban y se quedaba en una silla de ruedas para el resto de su vida. Estaba muy nerviosa y se moría de miedo. Pidió la baja en el trabajo, ya que el dolor no le permitía seguir asumiendo las responsabilidades de la enseñanza.

Sarah pasó tres angustiosas y dolorosas semanas esperando que el dolor desapareciera. Como no lo hizo, finalmente decidió operarse. La operación fue un éxito, y aunque la cicatriz le dolía y le tiraba, sintió que su pierna estaba mucho mejor que semanas atrás. Además, pudo volver a montar a caballo, a cuidar el jardín e incluso a bailar, sin sentir aquel dolor.

Dos meses después, empezó a sentir molestias en su rodilla derecha, cosa que Sarah atribuyó a la última excursión al campo que había hecho. De nuevo esperó a que el dolor desapareciera por sí solo. Pero pasadas dos semanas, empezó a darse cuenta de que se pasaba el día rascándose la espalda, y de manera especial al caer la noche. Además, se despertaba en medio de la noche con espasmos dolorosos en la espalda. Su ansiedad ante la posibilidad de tener otra hernia discal le provocó más trastornos en el sueño. Volvió al neurocirujano, que no encontró nada anormal, y le recomendó esperar otras pocas semanas para ver si el dolor mejoraba. Pero fue al revés, éste aumentó, y Sarah dejó de hacer todo lo que supusiera un esfuerzo físico.

Una vez más se dirigió a su neurocirujano, y éste le efectuó una resonancia magnética (RM) con Gadolinium; no reveló nada anormal, excepto algún pequeño incremento de tejido cicatrizante alrededor de la anterior laminectomía. Dado que no habia indicios de ninguna presión sobre la base del nervio y por tanto no era necesaria una operación, el doctor se planteó si Sarah no habría estado bajo estrés últimamente, así que le recomendó mantenerse ocupada, sugiriendo que el dolor desaparecería por sí mismo al cabo de un tiempo. Sarah dejó la consulta completamente aturdida. Mientras iba para casa, su imaginación pareció volverse loca. «Vamos a ver, a mí me duele. ¿Por qué no pueden hallar qué es? ¿Y si olvidan algo importante?» Le vino a la mente el caso de su tía, que sufría de dolor en la espalda y no le habían sabido encontrar la razón; su tía murió de cáncer.

Sarah se sintió desesperada y aterrorizada. Ya ni siquiera podía ocuparse de las tareas normales de la casa. Aspirar le hacía agonizar. Quedarse de pie o sentarse durante mucho rato le resultaba doloroso. Perdía rápidamente la paciencia con sus alumnos, y empezó a faltar días a clase. Con frecuencia se sentía demasiado cansada para salir con sus amigos; y cuando lo hacía se daba cuenta de que no paraba de quejarse. Pasado un tiempo, sus amigos dejaron de llamarla. Se sentía rota, sola, llena de defectos, miserable e indigna de ser amada por nadie. Ya no poseía el control sobre su cuerpo. Ahora era el dolor quien controlaba a su cuerpo.

Un día, Sarah decidió que tenía que poder hacer lo que necesitaba aunque fuera con dolor. Resistió; todo lo que necesitaba era sacar adelante sus actividades diarias. Ese día limpió la casa, dio sus clases y tomó una docena de aspirinas para neutralizar el dolor. A la mañana siguiente no se podía levantar.

Fue a otro neurocirujano, y éste le ordenó un mielograma. El examen no reveló ninguna hernia discal, pero el médico sugirió que si se le practicaba una fusión para estabilizar la columna quizás eso le aliviaría. Sarah estaba tan desesperada que se sometió a la operación. Pero no funcionó, y el dolor persistía. Se deprimió todavía más. Para entonces ya se sentía incapaz de trabajar. Su seguro de enfermedad cubría ciertos gastos, pero sus ingresos no eran como cuando estaba trabajando. Para empeorar la cosa, los representantes de la compañía aseguradora no avanzaban con los papeles, ya que para ello un montón de médicos tenían que firmarlos. La gente de aquella oficina le ponía enferma: los médicos nunca rellenaban esos papeles a tiempo, y ella se ponía histérica a final de mes, cuando veía que, otra vez, el cheque llegaba tarde.

El médico de familia de Sarah le dijo que aprendiera a vivir con su dolor y la derivó a un psicólogo, quien determinó que no tenía porqué experimentar tanto dolor. Ella estuvo de acuerdo, pero en definitiva nadie le daba respuestas para hacerlo desaparecer. Más que nada en el mundo, ella quería saber por qué sentía tanto dolor.

Si esta historia le parece familiar, no está usted solo. Mucha gente con dolor crónico ha experimentado idénticas frustraciones. Incluso es posible que se haya sentido identificado/a con los sentimientos de Sarah mientras ella sufría su dolor. ¿Ha sido capaz de distinguir las características del dolor agudo en Sarah respecto al crónico?

Examinemos de nuevo el dolor crónico. Se puede presentar tras una lesión (como en el caso de Sarah) o sin lesión específica. Por ejemplo, en desórdenes como la fibromialgia (véase el apéndice A), los sujetos pueden experimentar debilidad en las articulaciones, dolor de músculos, cansancio o insomnio. Y con frecuencia ninguna lesión justifica la aparición de este dolor en la fibromialgia. El diagnóstico se realiza al excluir o eliminar trastornos específicos, como la artritis reumatoide o el lupus. No se conoce ningún tratamiento para la fibromialgia excepto los específicamente indicados para el insomnio o los dolores corporales. Sin embargo, la experiencia del dolor en este caso es tan compleja y exasperante como la que proviene de una lesión específica.

Tanto si lo que le hace sufrir tiene una explicación clara como si no, la persistencia de sus síntomas ha degenerado probablemente en consecuencias diversas. De hecho, puede que los sentimientos derivados del aislamiento y el desespero, o la pérdida de funciones físicas y sociales se hayan convertido en síntomas por sí mismos. Sin habilidades de enfrentamiento efectivas, usted se sentirá incapaz y desesperado: en este programa se le enseñará a sacar partido de sus habilidades actuales de enfrentamiento, así como a encontrar y desarrollar otras nuevas.

Recuerde que sus experiencias son reales y normales, y las respuestas que usted da son comprensibles. El hecho de que no sean deseables es un punto a su favor. Puede proporcionarle la perseverancia necesaria para seguir leyendo.

Procesos implicados en el dolor agudo y crónico

Echemos un vistazo más de cerca a cómo se origina el dolor agudo y crónico, examinando cada uno de los procesos implicados, así como los rasgos fundamentales para su tratamiento.

Papel de los nervios periféricos en el dolor

En circunstancias normales, los nervios sensoriales del dolor sirven como un sistema de aviso, respondiendo a invasiones extremas de frío y calor, a los traumas (tanto accidentales como quirúrgicos) o a los mensajeros químicos dispersados durante una inflamación. Estas vías sensitivas principales, que parten de unos determinados receptores del dolor en el cuerpo, sirven de entrada principal de la información relativa al dolor hacia el sistema nervioso central, sin importar qué estímulo condujo a su excitación. Normalmente, los nervios sensoriales envían información sobre dolor y otras sensaciones (calor, frío, vibración, tacto) a la médula espinal de forma constante. Como los corredores en una carrera de relevos, los nervios «entregan» esos mensajes a otras células nerviosas en la médula espinal, donde el mensaje puede ser desechado, añadido a otros mensajes, donde se le admite si es apropiado, o elevado a otros niveles de la médula espinal o el cerebro.

Existen al menos dos tipos de fibras nerviosas pensadas para transportar la mayoría de mensajes dolorosos a la médula espinal: «fibras A-Delta» y «fibras C».

Un ejemplo podría ayudarle a entender este proceso. Usted golpea el «hueso de la música» de su codo (este «hueso de la música» es en realidad su nervio ulnar). La primera sensación que recibe es un intenso dolor, como un cosquilleo. Esta sensación de dolor probablemente lo genera la actividad de las «fibras A-Delta». Llevan los mensajes hacia la médula a una velocidad de unos 65 km/h. Generalmente aparece una segunda sensación, más parecida a un dolor, que se va extendiendo lentamente por encima y debajo de su brazo. Tales sensaciones provienen de la actividad de las fibras C, que llevan los mensajes hacia la médula a una velocidad aproximada de 5 km/h. La diferencia de velocidad contribuye a que experimente diferentes cualidades del dolor. De hecho, la sensación final de dolor tras recibir una herida parece más el resultado de una sinfonía de respuestas nerviosas que de la acción de un solo nervio.

Generalmente, cuando usted golpea sobre su codo empieza inmediatamente a frotarse sobre la zona afectada. Una de las razones por las que lo hace es porque así se estimulan otras fibras nerviosas sensoriales, que transportan información sobre presión y tacto a la médula espinal. Estas fibras, llamadas «fibras A-Beta», llevan la información a la médula espinal a unos 300 km/h aproximadamente. Se desplazan rápidamente hasta la médula, compitiendo por la atención con la información contenida en los mensajes que cargan las fibras C y A-Delta.

A partir de este ejemplo, usted puede comprobar que no todas las sensaciones se crean de la misma manera, y usar esta información para aliviar su dolor. Ahora descubre por qué ha optado por aplicarse masajes, calor (incluidos los ultrasonidos) o hielo en la zona afectada, y/o puede haber usado la estimulación nerviosa eléctrica transcutánea (ENET) o la acupuntura. Estas técnicas pueden alterar o reducir temporalmente el mensaje doloroso, según cual sea la intensidad de la señal de dolor.

Papel de la médula espinal en el dolor

Una vez que el mensaje doloroso ha entrado en la médula espinal como impulso eléctrico, se lleva a cabo un complicado proceso en el que se puede enviar, cancelar o modificar este mensaje hacia el cerebro. De acuerdo con la «teoría de entrada», la duración y frecuencia del mensaje nervioso y la competición entre las señales nerviosas son dos importantes factores que determinan de qué información se trata y con qué nivel de prioridad llegará al cerebro. Algunas áreas específicas de la médula espinal serán las encargadas de amplificar el mensaje doloroso a partir de la secreción de aminoácidos o de sustancia P en el área de recepción de las señales nerviosas. En ese momento, aquellas vías que descienden del cerebro a través de la médula espinal con la función de inhibir o modular mensajes dolorosos dirigidos a la médula espinal, influirán en la atención que se preste a este mensaje nervioso en concreto. Algunas sustancias, como la serotonina y la endorfina (endo = endógeno, orfina = morfina, el opiáceo que segrega el propio cuerpo), se encuentran implicadas en los procesos de inhibición del dolor. De esta manera, acciones como frotarse el área dolorida, concentrarse en una conversación intensa o en una película divertida, pueden ayudar a alterar el mensaje doloroso.

¿Qué pasa con el dolor crónico?

El dolor crónico implica el desarrollo de procesos que tienen lugar tanto en tejidos periféricos, por ejemplo la irritación nerviosa o los espasmos musculares, como en el sistema nervioso central, ya sea en el nivel de la médula o en el del cerebro. Pese a tratarse de los mismos procesos que los que están implicados en el dolor agudo, parece que en el caso del dolor crónico esta situación conlleva una pérdida del sistema de control y equilibrio de estos procesos.

Las ciencias médicas desconocen todavía en gran medida la causa de la mayoría de los síndromes de dolor crónico. Poco a poco, y gracias a las continuas investigaciones de los mecanismos del dolor, los científicos han ido estableciendo que ciertas condiciones (como por ejemplo una lesión en un nervio sensorial) pueden dar origen a un dolor constante pero imposible de predecir. Existen otros procesos que apenas están siendo descubiertos por los investigadores, como es el caso de los espasmos musculares, las inflamaciones crónicas y determinados mecanismos del sistema nervioso central, que también se cree que contribuyen al desarrollo de procesos de dolor crónico.

Si bien estamos todavía lejos de comprenderlo del todo, parece que recientes avances en investigación con animales nos permiten entrever qué es lo que puede ocurrir con el sistema del dolor cuando éste funciona incorrectamente, como en el caso del dolor crónico. Durante años nos hemos estado rompiendo la cabeza acerca de por qué determinadas personas no se recuperan de una lesión, o continúan sintiendo dolor incluso después de que el tejido se ha curado. Además, mucha gente experimenta sensaciones extrañas o un incremento de su dolor más allá de los límites anatómicos «apropiados». A partir de estudios con animales se desprende que, algunas veces, durante el proceso de regeneración de un nervio lesionado, éste se dispara espontáneamente. Si se trata de un nervio del dolor, en ese caso se enviarán mensajes de dolor hacia la médula espinal. Este nervio alterado fracasa en su intento de obedecer a lo que le ordenan desde el sistema de control y equilibrio de los nervios «correctos» del dolor, y continúa disparándose aunque no haya ninguna lesión sobre él. En esta situación, el nervio actúa como si fuera un termostato estropeado que se bloquea a los 20°, y que permite que la calefacción siga funcionando incluso cuando en casa la temperatura alcanza los 25°. Al igual que el termostato roto, el nervio lesionado deja de ser efectivo en su papel original de regulación y detección.

Se ha demostrado que cuando se bombardea la médula espinal con niveles altos y persistentes de señales intensas de dolor se pueden dar cambios que perpetúan y extienden el área de dolor en la médula. Esas áreas, responsables de la modulación del dolor en la médula, pierden finalmente su habilidad para dar respuesta a la revisión rutinaria y la equilibración, que modera la acción del dolor, y comienzan a actuar de manera independiente, perpetuando así la señal de dolor. Observaciones como éstas hechas en animales pueden ayudar a explicar por qué la gente puede también experimentar dolor crónico y persistente incluso en ausencia de disfuncionalidades detectables en el nivel de laboratorio o de rayos X. Además, tales observaciones abren un nuevo campo de trabajo en el mundo de las terapias farmacológicas para el dolor crónico.

Tratamiento para la actividad anormal del nervio

Se pueden utilizar diferentes fármacos para alterar esa actividad anormal del nervio doloroso. Entre ellos se incluyen los antidepresivos tricíclicos, como la amitriptilina (Elavil®), la imipramina y la nortriptilina; mexitelina, y el nuevo derivado oral del Novocain®; baclofen, usado para la neuropatía diabética; Zostrix®, un ungüento hecho a partir de los ingredientes activos del «chile rojo picante» (capsaicin); y medicación de choque como Tegretol®, Dilantin®, y Klonopin®. También se pueden prescribir, para alterar el disparo de los nervios anormales, sustancias derivadas del Novocain® , y esteroides. Por fin, también se podría recomendar para reducir el dolor, la estimulación directa de la médula o de algunas zonas del cerebro de manera que ignoren los mensajes de dolor.

Como puede usted constatar por lo que hemos discutido hasta ahora:

- No todos los nervios son portadores del mismo mensaje.
- No se presta atención a todos los mensajes dolorosos.
- Los mensajes compiten entre sí en su desplazamiento hacia la médula.
- Acciones tales como frotar, presionar o modificar la estimulación en el área dolorosa pueden ayudar a aliviar el dolor de vez en cuando. Por eso técnicas como los masajes, la acupuntura, la ENET, o la aplicación de calor y frío sobre la zona afectada pueden resultar muy beneficiosas para calmar el dolor.
- El dolor crónico puede producir cambios en la habilidad propia del sistema nervioso, que es la vía final principal, para dar respuesta a las revisiones rutinarias y para mantener el equilibrio.
- El uso de determinados medicamentos o tratamientos puede resultar de gran ayuda en la alteración del comportamiento anormal del nervio doloroso.

Responda ahora a las siguientes preguntas:

¿Qué es lo que ha usado o ha hecho para disminuir su dolor, alterando los mensajes dolorosos tal y como se ha descrito aquí?

_____

¿Está usted tomando algún tipo de medicación que modifique la actividad de los nervios dolorosos lesionados? En caso afirmativo, ¿qué medicación sigue?

_____

¿En qué dosis? _____

¿Qué efectos secundarios tiene? _____

_____

_____

El papel de la inflamación en el dolor

La «inflamación» es un proceso acoplado al sistema para combatir la infección o para limpiar el tejido dañado tras una lesión. En el proceso normal de inflamación intervienen unas células que liberan determinadas sustancias químicas, proporcionando señales a los nervios, músculos y venas para controlar los daños. Por ejemplo, cuando usted se corta, las células del área afectada liberan sustancias que irritan los nervios. Esto provoca que los nervios del dolor envíen señales a la médula y usted perciba el dolor, que le hace consciente de la herida.

Otras sustancias liberadas por las células dañadas dan respuestas directas y reflejas a la herida. Se desencadenan espasmos musculares que protegen al área de movimiento (véase más abajo). Las venas del tejido adyacente se contraen, haciendo así que la herida sangre menos. Los glóbulos blancos y las células del tejido conectivo empezarán a limpiar la zona.

Sin embargo, en condiciones de dolor crónico, como es el caso de la artritis reumatoide, la inflamación se desborda. Al igual que sucedía en el caso de los nervios dolorosos lesionados descrito más arriba, lo que se suponía parte de un proceso normal de curación se convierte en una fuente incontrolable de destrucción.

Otros síndromes asociados a los procesos inflamatorios serían la artritis lupus, la cistitis intersticial o la osteoartritis. Sin embargo, hoy por hoy desconocemos hasta qué punto estos procesos inflamatorios pueden estar influyendo en otras situaciones de dolor crónico. Existe la idea general de que la microinflamación está relacionada con numerosos síndromes de dolor crónico y, por ello, puede resultar beneficioso el uso de agentes antiinflamatorios.

La inflamación se trata con antiinflamatorios como la aspirina o ibuprofen, ya que bloquean el efecto de algunas de las sustancias liberadas por las células. Una de las sustancias liberadas durante la inflamación es la prostaglandina, y lo que hace la aspirina es bloquear su acción. También se pueden tratar numerosos procesos inflamatorios con medicamentos que bloquean la respuesta del sistema inmunológico, como la metotrexate. Algunos de los efectos secundarios que aparecen con más frecuencia en la medicación antiinflamatoria serían:

- Mayor duración de las hemorragias.
- Irritación del estómago.
- Colitis (inflamación del colon).
- «Dolor de rebote», por ejemplo, la cronificación del dolor de cabeza es el resultado de un uso continuado de medicación analgésica.

Responda ahora a las siguientes preguntas:

¿Usa algún antiinflamatorio? ¿Cuál? _____

¿En qué dosis? _____
¿Qué efectos secundarios tiene? _____
_____

El papel de los músculos en el dolor

Un componente que destaca en determinadas condiciones de dolor es el espasmo muscular. Los músculos se pueden tensar como resultado de la protección refleja del área dañada, por la irritación nerviosa o por la respuesta generalizada de tensión. Para combatir este efecto y relajar los músculos se prescriben a menudo relajantes musculares (Soma®, Flexeril®).

Se cree que estos medicamentos actúan principalmente en el cerebro, excepto el Valium® que además, tiene un efecto directo sobre los músculos esqueléticos. (En todo caso, en el uso de estos fármacos no está claro hasta que punto la efectividad se debe a la relajación cerebral o a la relajación de los músculos esqueléticos.) Lo que sí es cierto es que a menudo los pacientes experimentan cierta sensación de ahogo, de somnolencia, o de concentración defectuosa cuando toman relajantes musculares, debido a la acción que éstos ejercen sobre el cerebro.

Otros métodos que se usan para relajar la tensión muscular y los espasmos son los siguientes:

- Masajes musculares.
- Acupuntura.
- Aplicación de calor o de hielo.
- Inyección en áreas sensibles del tejido muscular, llamadas «puntos disparadores».
- Técnicas que producen una respuesta de relajación.
- Entrenamiento en la toma de conciencia corporal.
- Estiramientos ligeros.

Las tres últimas técnicas se tratarán en detalle en los próximos dos capítulos. Seguidamente responda a las preguntas siguientes:

¿Está tomando relajadores musculares? ¿Cuáles? _____
_____

¿En qué dosis? _____

¿Qué efectos secundarios tienen? _____
_____

¿Qué otras soluciones intenta llevar a cabo para aliviar la tensión muscular? _____
_____

El papel del cerebro en el dolor

Una vez la señal dolorosa ha realizado su camino hacia el cerebro, éste responde a la fuerza, repetición y duración de este mensaje doloroso, tanto si proviene de nervios del dolor en estado normal como si estos nervios sufren alguna disfunción. El cerebro puede alterar el mensaje doloroso descargando impulsos que se desplazan a través del sistema inhibitorio del dolor o liberando endorfinas y otras sustancias semejantes a la morfina. A través de conexiones con la corteza cerebral y el sistema límbico, el mensaje doloroso se convierte en una experiencia emocional y consciente. Como humanos, nosotros no podemos ver a dónde se dirigen las señales eléctricas y químicas, pero sí vemos cómo nos frotamos, cojeamos, cambia nuestra expresión o gemimos, señales todas ellas de que el dolor es ya algo consciente. *El cerebro da significado al mensaje doloroso.*

Hay muchos estados o situaciones que impiden el óptimo funcionamiento del cerebro, y que de hecho magnifican la experiencia dolorosa; entre estos estados se encuentran el insomnio, la depresión y la ansiedad, y el uso de narcóticos o sedantes y del alcohol. Pasemos a considerarlos seguidamente.

Insomnio

El insomnio o una pobre cualidad del sueño pueden dificultar aún más la experiencia dolorosa. Aunque sabemos de sobra que el sueño es necesario para asegurar una buena salud, todavía no sabemos con exactitud qué papel juega el sueño en el rejuvenecimiento y mantenimiento del cuerpo. Son numerosos los trastornos o problemas que, al igual que el dolor, empeoran con una mala calidad de sueño.

Frecuentemente se administran antidepresivos tricíclicos como Elavil® (amitriptilina) y Desyrel® (trazadona), en dosis moderadas, a pacientes con dolor crónico y que están atravesando ciertos desórdenes del sueño, para conseguir que mejoren la calidad de su descanso. Se ha constatado también que la administración de dosis moderadas de estos medicamentos puede alterar la sensibilidad al dolor en ciertos trastornos. El mecanismo subyacente a estos procesos es aún desconocido, pero se ha sugerido que lo podría causar la alteración de los niveles de norepinefrina y/o serotonina en el cerebro o en la médula. Resulta interesante remarcar que la serotonina es el neurotransmisor que libera el cerebro hacia la médula en caso de querer alterar o suprimir los mensajes dolorosos –las vías inhibitorias del dolor mencionadas anteriormente–. Además, se cree que la serotonina desempeña un papel relevante en la depresión. He aquí por qué los antidepresivos mejoran los síntomas tanto de depresión como de dolor crónico.

Podemos proponerle otras recomendaciones para mejorar la calidad de su sueño. Es muy importante mantener una cierta regularidad en la hora de irse a dormir y de levantarse. Si necesita una siesta, intente no pasar de 30-45 minutos. Tomar una ducha o un baño caliente unas dos horas antes de irse a dormir le hará aumentar su temperatura corporal; después, al enfriarse, esto le puede ayudarle a conciliar el sueño. También le puede ayudar tomar un pequeño tentempié compuesto de carbohidratos. Si está desvelado o pasa más de 30 minutos intentando conciliar el sueño, levántese y haga algo hasta que tenga sueño otra vez. La gente se pone con frecuencia muy nerviosa al ver que no son capaces de cerrar los ojos, pero esto no hace más que empeorar la situación y así es imposible conciliar el sueño. Las técnicas de relajación que se describen en el próximo capítulo le resultarán de gran ayuda, especialmente si las practica justo antes de irse a dormir o cuando se despierta desvelado.

Depresión/ansiedad

Ciertos estados depresivos o de ansiedad (como los ataques de pánico) también pueden alterar la experiencia de dolor. La gente que, además del dolor crónico, está pasando por una depresión significativa, tiene mayores dificultades para hacer desaparecer sus sentimientos de impotencia y desespero. En el caso de personas ansiosas que además sufren de dolor crónico observamos que su miedo aumenta por su falta de control y que presentan un alto nivel de tensión. Resulta vital tratar estos trastornos ya que su efecto sobre el dolor es del todo negativo y alteran también su automotivación. Los capítulos 6 y 7 tratarán estos sentimientos, ya que normalmente se encuentran presentes en la mayoría de la gente con dolor crónico.

Uso de narcóticos/sedantes o alcohol

Muchos pacientes recurren a narcóticos o sedantes para tratar sus síntomas de dolor crónico. Algunos de estos narcóticos son Percocet®, Demerol®, Darvocet®, codeína, Vicodin® y morfina; y algunos de los sedantes más utilizados son Valium®, Xanax®, Fiorinal® y Esgic®.

El uso de narcóticos y sedantes en el dolor crónico es algo muy controvertido. Aparte del peligro de la adicción, se ha puesto en evidencia la influencia que ejercen en las funciones cognitivas en caso de uso crónico. Algunos pacientes han declarado que son capaces de pensar con una mayor claridad cuando dejan de tomar esta medicación, y admiten que en realidad no notan diferencia respecto al dolor, con o sin la medicación. Los sedantes no resuelven gran cosa porque no están pensados para el tratamiento del dolor crónico. En el caso de los narcóticos no está tan claro. Muchos pacientes que sufren dolor crónico provocado por un cáncer (estos casos son los más estudiados por los científicos al tratar de analizar la combinación de dolor crónico y el uso de narcóticos) responden bien en términos de no haber generado una adicción y no haber empobrecido sus funciones cognitivas. Gracias a esta relación no tan negativa, los científicos están empezando a tomar más en serio la posibilidad de usar narcóticos en el dolor crónico.

Los pacientes con dolor con frecuencia abusan de los narcóticos porque no encuentran ninguna estrategia para hacer frente a este dolor. El problema aparece cuando los pacientes empiezan a tomar incontroladamente dosis de narcóticos para relajarse, para inducir el sueño, para disminuir el dolor anticipatorio, para reducir los síntomas de estrés o para aliviar su frustración. Para estos fines es mejor ajustarse a las técnicas que describiremos en este libro.

Mis colegas y yo no recomendamos el uso de narcóticos si eso implica una renuncia a tomar una posición activa en el control del dolor, aunque investigadores del Sloan-Kettering Cancer Institute han elaborado ciertas directrices en las que se prescribe el uso de narcóticos en el dolor crónico (véase el artículo de Portenoy y el libro de Fields y Liebeskind en «Lecturas suplementarias», al final de este capítulo). Individuos sin un historial de abuso de drogas presentan pocos problemas, siempre y cuando se prescriba el uso de estos narcóticos en dosis pactadas (cada cierto número de horas) y no «cuando se necesiten». La responsabilidad de los pacientes consiste en tomar el narcótico bajo supervisión, recibirlo directamente de manos del médico, comunicar los efectos secundarios tan pronto como sea posible, y tomar conciencia de que no pueden interrumpir bruscamente la medicación, debido a la inevitable adicción física. Se pide a los pacientes que intenten desarrollar habilidades alternativas de control del dolor para reducir la cantidad de narcóticos y para enfrentarse a los demás síntomas asociados al dolor crónico, como el insomnio, la ansiedad o el cansancio. El objetivo es mantener el proceso, con el menor desgaste posible de habilidades cognitivas. Esto significa que el fin del tratamiento no consiste en realidad en estar libre de dolor, sino en hacerlo más tolerable. *La decisión de remitirse al uso de narcóticos en el dolor crónico se debe tomar estudiando los casos individualmente.*

El alcohol puede alterar la percepción del dolor de manera sólo temporal, y se trata de un viejo remedio usado desde siempre para el dolor agudo. Como en el caso de los sedantes, el alcohol no sirve para mucho cuando hay que enfrentarse al dolor por largo tiempo, ya que en realidad no cambia nada. Además, el alcoholismo puede constituir una complicación adicional en el tratamiento del dolor crónico en aquellos individuos predispuestos genética o conductualmente. Incluso en algunos casos, una pequeña ingestión de alcohol antes de irse a la cama puede interrumpir el sueño. Más aún, en ciertos individuos (aquellos propensos a dolores de cabeza o fibromialgia), el alcohol puede, además, incrementar el dolor. Tendrá la oportunidad de explorar los efectos del alcohol sobre su dolor en los ejercicios del capítulo 5.

Buenas noticias

Así como el insomnio, la depresión/ansiedad, y el uso de sedantes o alcohol pueden entorpecer el funcionamiento óptimo de su cerebro y empeorar su experiencia del dolor, existen maneras de alterar la actividad cerebral que pueden modificar positivamente su experiencia del dolor. Entre estas maneras mucho más saludables se incluirían actividades como distraerse conscientemente; aumentar sus endorfinas –los «sedantes naturales» del cerebro–, u ocuparse en actividades placenteras, técnicas de relajación, y en la práctica de ejercicio y/o control del estrés. En los capítulos que siguen presentaremos con detalle todas estas técnicas.

Ahora responda a las siguientes preguntas:

¿Está usted tomando antidepresivos? _____

¿Toma medicación ansiolítica? _____

¿Está tomando narcóticos o sedantes? _____

Si así es, por favor, anote las dosis y sus efectos secundarios:

Medicación	Dosis	Frecuencia	Efectos secundarios

¿Está usted tomando alguna otra medicación para el control del dolor que no haya sido mencionada? ¿Cuáles? _____

_____

¿Comprende la razón de que le hayan prescrito esta medicación o tratamiento? Si no es así, ¿a quién le puede pedir información? _____

_____

A pesar de lo que ya sabemos acerca del dolor, persiste el hecho de que no podemos aliviar el dolor de los millones de personas que lo sufren; aun así, el sufrimiento es opcional.

Significados del dolor

Influencias culturales en las actitudes hacia el dolor

La manera en que se trata el dolor en Occidente está fuertemente influida por la cultura occidental. La irrupción de la industria farmacológica ha desarrollado una sutil pero clara influencia en las actitudes hacia el tratamiento del dolor. El énfasis en la «solución rápida» y en la medicación casi «mágica» para todos nuestros problemas ha inclinado la balanza lejos de la discusión sobre qué pueden hacer los pacientes por sí mismos para que su vida sea más saludable y más feliz. La impresión errónea de que la medicina tiene todas las respuestas es perjudicial. David Morris así lo refiere en su libro *The Culture of Pain*:

> Hoy en día nuestra cultura ha otorgado con sumo placer, casi diría devotamente, a la medicina el papel de conseguir explicar el dolor. Este desarrollo, acelerado con el prestigio que la ciencia ha ido adquiriendo en los últimos siglos, conlleva ciertas consecuencias que aún son casi del todo desconocidas... Pese a que prácticamente todas las eras y culturas han hecho uso de médicos, nunca antes en la historia de la humanidad había recaído con tanta fuerza la explicación acerca del dolor sobre la medicina (pág. 19).

En el estado actual del conocimiento médico, el fomento de soluciones basadas únicamente en los fármacos o en su derivación, realiza un flaco favor a los pacientes que sufren dolor crónico, o cuando menos ha sido para ellos fuente de confusión y frustración. Muchos de estos pacientes son del todo desconocedores de la artificialidad que supone esta expectativa cultural –la de que esta medicina ya lo conoce todo– y no han tenido la oportunidad de explorar las diversas influencias de sus experiencias de dolor. Este programa intenta ayudarle a explorar los múltiples significados del dolor, y le mostrará cómo son posibles diversas actitudes ante el dolor.

Ejercicio: explorar los significados del dolor

Empecemos con un ejercicio que le ayudará a explorar en qué medida su dolor está afectando al resto de sus actividades, respuestas físicas, pensamientos y sentimientos. No se sorprenda ni se alarme si sus respuestas a estas cuestiones le provocan tristeza, ira o ansiedad. Este ejercicio le hará comenzar a valorar el coste completo de su experiencia de dolor. También a reconocer las formas de afrontarlo que ahora sean infructuosas, de manera que usted pueda sustituirlas por otras más efectivas en siguientes capítulos.

1. ¿De qué manera le ha afectado el dolor en su trabajo, en el ocio y en la realización de otras actividades?

_____

_____

_____

_____

_____

_____

_____

2. Además del dolor, ¿qué otros síntomas está usted experimentando (por ejemplo, insomnio, cansancio, etc.)?

_____

_____

_____

_____

_____

_____

3. ¿Cuáles son sus pensamientos y sensaciones respecto a su experiencia de dolor?

_____

_____

_____

_____

4. ¿Qué significa para usted «vivir con dolor»?

_____

_____

_____

_____

Por favor, realice estos ejercicios antes de continuar adelante. Le ayudarán a entender lo que sigue.

Cuando pacientes míos responden a estas preguntas en los programas clínicos que yo coordino, lo que indican en los espacios en blanco son las consecuencias reales de su dolor cotidiano. Algunos ejemplos de estas respuestas aparecen en la siguiente tabla. Es evidente el coraje que ha tenido que desarrollar toda esta gente para seguir adelante con

Actividades disminuidas o interrumpidas	Síntomas físicos	Sensaciones y pensamientos
Trabajo	Cansancio	Ira
Placer (aficiones, cine)	Sudores	Depresión
Tareas de la casa	Pérdida/aumento de peso	Ansiedad
Sexo	Dolores de cabeza	Miedo
Actividades sociales	Disminución de la concentración	Culpa
Ejercicio	Palpitaciones (aceleración del pulso)	Frustración
Actividades familiares	Respiración entrecortada	Pérdida de control
Deportes	Disminución de la memoria	No puedo hacer lo que solía
	Diarrea	Desespero/incapacidad
	Tensión muscular	Nadie me entiende
	Insomnio	«¿Por qué a mí?»
	Estreñimiento	«¿Cuándo acabará esto?»
	Dolor corporal	«No puedo seguir así»
		Fracaso
		Antipatía
		Fealdad
		Rechazo

sus vidas a pesar del dolor. Para la mayoría de ellos, un montón de aspectos de sus vidas se han visto alterados por la presencia del dolor, aunque les haya resultado difícil, han estado haciendo todo lo que podían. Lo que resulta chocante en la discusión que sigue al ejercicio, es que para la mayoría de la gente el enfoque de su tratamiento médico se ha basado sólo en el dolor *físico*. Han ignorado completamente todo componente emocional, cognitivo y conductual de su dolor.

La división mente/cuerpo

Gran parte del sufrimiento que usted ha identificado en el ejercicio anterior revela el malentendido más común que rodea a la división mente/cuerpo en la cultura occidental. Esta división encuentra nuevos adeptos casi a diario. Los médicos se ocupan de nuestros cuerpos, y los psicólogos y psiquiatras de nuestras mentes. De nuestros corazones se encargan los especialistas del corazón, de nuestros estómagos los especialistas del estómago, y así sucesivamente. En los últimos veinte años ha ido creciendo un enorme descontento con respecto a la fragmentación de nuestros cuerpos y nuestras mentes. Se han usado términos como «medicina conductual» y «medicina holística» para describir la integración mente/cuerpo en la práctica médica. En este momento, y gracias al énfasis que se otorga al cuidado supervisado y al alcance de la medicina universal, existe una toma de conciencia creciente de que si la fragmentación del cuidado de la salud de la gente no nos proporciona las suficientes fuerzas para cambiar, los monstruosos costos generados por esta fragmentación se encargarán de hacerlo.

La división mente/cuerpo es del todo falsa, y en ningún contexto resulta tan infructuosa como en el tratamiento del dolor crónico. La experiencia de dolor aparece en consonancia con diversos factores, entre los cuales destacan:

- La señal de dolor.
- Expectativas sobre sí mismo y sobre los demás.
- Autoestima.
- Habilidad para actuar.
- Variaciones de temperatura.
- Hormonas.
- Genes.
- Traumas previos.
- Injusticias y creencias.

Negar estas influencias, o actuar como si éstas no se encontraran presentes, no resulta en absoluto una medida efectiva en términos de enfrentamiento. Si usted niega el dolor y se empuja a sí mismo a seguir adelante, o se pasa el día enfrascándose en actividades que aumentan su dolor, sólo consigue que éste se vuelva cada día más intenso y se agrave. Incluso si las consecuencias no aparecen inmediatamente (no poder levantarse de la cama), resultan acumulativas (síntomas de estrés). Como resultado, ahí está usted, fuera de control y absolutamente frustrado.

Sin embargo, no se debe confundir el hacer ver que nada va mal con el hecho de tomar una decisión consciente de aumentar la actividad con un fin determinado, sabiendo que el malestar creciente ya vendrá. Por ejemplo, Mary quería llevar a su nieta al circo. Sabía que estar sentada durante todo el espectáculo empeoraría su dolor. Se preparó con un cojín extra y se sentó en la fila de atrás, de manera que pudiera levantarse periódicamente. Efectivamente su dolor aumentó, pero ya no le molestó, porque creyó que había merecido la pena el esfuerzo, y su nieta se lo había pasado en grande. La decisión había sido una elección suya, y estaba bajo su control.

La clave está en preguntarse «¿Sobre qué cosas de mi vida poseo yo el control?». Si tiene conocimiento de su dolor y puede tomar decisiones conscientes acerca de sus actividades, no se sentirá tan victimizado. Como dijo una paciente: «Si me siento, me duele; si camino, me duele. Así que hago las dos cosas: camino y llego a los sitios». Si el dolor forma parte de su vida, es importante actuar con él. En esto reside el control que usted tiene.

Probablemente usted sufre una enorme presión externa para que actúe como si nada fuese mal, e ignore lo que usted sabe que es necesario. Pero puede cambiar su actitud respecto al dolor, puede incrementar sus actividades de manera segura, y puede llevar una vida a pesar del dolor. El resto de este libro quiere ayudarle especialmente en estos aspectos.

Los malentendidos que han mantenido la separación mente/cuerpo no se limitan a la gente que experimenta dolor crónico. El rechazo por parte de numerosos médicos a aceptar que el dolor físico aparece asociado al sufrimiento psicológico conduce al estigma de «enfermedad psicológica». Cuando la genta expresa tristeza o ansiedad respecto a su dolor, se asume a menudo que esos síntomas emocionales son la *causa* de su dolor. Existe la tendencia a etiquetar a estas personas como «histéricas», o «hipocondríacas», o a rechazar el problema, considerándolo como «no real» (es decir, no físico). Muchas personas experimentan este estigma cuando sus médicos no pueden explicar la causa física de su persistente dolor.

Asimismo, el fracaso que supone no ocuparse de los temas psicológicos y sociológicos al inicio del tratamiento de control del dolor devalúa mucho estos aspectos de la experiencia de dolor. Habilidades como las técnicas de relajación se suelen ofrecer sólo *después* de que el paciente ha fracasado con su medicación o con sus inhibidores nerviosos. Hasta hace poco, los médicos de atención primaria no recibían ningún entrenamiento para el control del dolor fuera de la medicación. Y, de hecho, hoy por hoy en sólo una minoría de programas de formación médica se incluyen técnicas para el control del dolor. Se han pasado por alto los enfoques mente-cuerpo para el control del dolor no porque no sean efectivos, sino simplemente porque no se han practicado, o porque siguen siendo desconocidos para la mayoría de los que ejercen en terapia.

Así, ¿cuál es el problema? Y, en todo caso, ¿de quién es el problema? El problema, no cabe duda, es que usted siente dolor, y que no desaparece. Así, pues, siguiendo la filosofía de este programa, le recomiendo fervientemente que tome conciencia de que el problema es suyo, ya que es usted el que siente dolor. Si lo pone en manos de sus médicos, de su familia, de la sociedad... lo único que hará es perpetuar su falta de control sobre él.

¿Adónde nos lleva esto?

En los capítulos que siguen intentaremos conducir los síntomas físicos que usted ha identificado en el ejercicio anterior hacia una serie de técnicas y habilidades pensadas para reducir el estrés. Estos síntomas son manifestaciones del desgaste generado por su cuerpo a causa del dolor prolongado y por no haber tenido en cuenta la conjunción mente/cuerpo. Técnicas como la respuesta de relajación, los ejercicios de respiración, la realización de estiramientos y de ejercicios de toma de conciencia de su propio cuerpo le ayudarán a nutrirlo y a contrarrestar los síntomas del estrés.

Se intentará reorientar de diversas maneras la disminución que usted ha identificado tanto en el nivel de realización de actividades placenteras como de relaciones sociales y que lo han dejado en un estado de aislamiento progresivo. Aprenderá a controlar la manera en que debe avanzar hacia la realización de actividades, a interpretar sus sensaciones de dolor, y a añadir actividades placenteras y ejercicio en sus hábitos diarios.

Intentaremos aproximarnos a sus pensamientos negativos o de derrota y a los sentimientos que usted haya identificado. Entre ellos se incluyen la identificación de instrucciones negativas, alimentadas por suposiciones acerca de cómo suceden normalmente las cosas y distorsiones acerca de lo que realmente está sucediendo en torno a usted. Se le acompañará para que aprenda a ser más realista y a concederse más poder a sí mismo. Utilizaremos su humor para suavizar este trabajo tan pesado y para permitirle adecuarse al ritmo que el cambio real exige para afianzarse. Ciertas habilidades comunicativas estimularán su autoestima y la asertividad requerida para identificar sus necesidades. Mejorar su habilidad en la resolución de problemas para enfrentarse a su dolor le permitirá participar de nuevo en la sociedad de una manera plena, y también conseguir las metas que se había propuesto.

Resumen

Dolor

- El dolor es un síntoma que indica un daño en el cuerpo.
- La percepción que la gente tiene puede alterar la experiencia de dolor de diversas maneras.
- Existen dos categorías de dolor:

- Dolor agudo, de duración limitada y con una causa generalmente conocida.
- Dolor crónico, cuya duración supera los tres meses y cuya causa está poco definida.

Nervios

- Existen dos tipos de fibras nerviosas sensoriales encargadas de llevar el mensaje doloroso hacia la médula espinal:

  - Fibras A-Delta, que llevan el mensaje a la médula a una velocidad aproximada de 65 km/h.
  - Fibras C, que transportan el mensaje a la médula a unos 5 km/h.

- Los nervios del dolor se estimulan a partir de frío o calor extremos, traumas o sustancias químicas liberadas durante una inflamación.
- No todos los nervios transportan el mismo mensaje, y en todo caso no se presta la misma atención a todos los mensajes dolorosos.
- Existe una competición entre los mensajes al entrar en la médula. Como resultado, ciertos dolores se calman con un simple masaje, presionando sobre la zona o cosas similares.
- El dolor crónico surge probablemente como resultado de la pérdida de los sistemas de comprobación y mantenimiento del dolor implicados en la modulación de las señales dolorosas.
- También puede aparecer dolor crónico cuando un nervio del dolor que ha resultado lesionado trata de regenerarse.
- En ciertos casos, la farmacología puede resultar de ayuda para calmar los nervios irritados.

Inflamación

- La inflamación es el proceso por el que se lucha contra la infección o se limpia la zona dañada.
- Cuando aparece la inflamación, las células liberan sustancias químicas para avisar a los nervios, músculos y venas de que se debe comenzar a controlar el daño.
- La inflamación se trata con medicamentos antiinflamatorios como la aspirina o ibuprofeno, ya que bloquean el efecto de algunas de estas sustancias liberadas por las células.

Músculos

- Pueden aparecer espasmos musculares o agarrotamientos como resultado de la protección del área afectada, de una irritación nerviosa o de una respuesta generalizada de tensión.
- Los relajantes musculares generalmente actúan primero en el cerebro, realizando una tarea de desentumecimiento de los músculos.
- Entre otras, ciertas maneras de relajar la tensión muscular y los espasmos incluirían los masajes musculares, la acupuntura, la aplicación de calor o hielo en la zona afectada, inyecciones en puntos disparadores, las técnicas de respuesta de relajación y el entrenamiento en la toma de conciencia del propio cuerpo.

Sistema nervioso central

- Las señales dolorosas transportadas por los nervios llegan a la médula espinal en forma de impulsos eléctricos.
- Estos impulsos eléctricos conectan con áreas nerviosas específicas que envían los estímulos a otro nivel de la médula, al cerebro, o a ambos lugares.
- Las señales nerviosas también se pueden modular mediante vías inhibitorias que salen del cerebro, y con capacidad para alterar las señales dolorosas.
- El cerebro otorga significado al mensaje doloroso.
- Si se altera la función cerebral o el cerebro se distrae, la experiencia dolorosa se ve alterada.
- Los trastornos del sueño pueden perjudicar la experiencia de dolor. Generalmente se utilizan antidepresivos tricíclicos para tratar los trastornos del sueño y facilitar la experiencia de dolor; en dosis reducidas, estos mismos antidepresivos pueden alterar la sensibilidad al dolor.
- Las depresiones graves o los trastornos por ansiedad pueden exacerbar la experiencia dolorosa.
- El médico es quien debe decidir la conveniencia del uso de narcóticos y su dosis para el tratamiento del dolor en función de necesidades individuales. Su uso en situaciones de dolor crónico no está exento de complicaciones debido a que requiere una administración a largo término, y a que puede ser que se administren en ausencia de técnicas de autoayuda.
- Existen guías para el uso de narcóticos en dolor crónico.
- El alcohol no resulta de gran ayuda en la estrategia de afrontamiento del dolor crónico sobre todo por su condición de problema a largo término, y además conlleva el riesgo añadido del abuso, de provocar interrupciones en el sueño y de incrementar el dolor.

Significados del dolor

- La idea de que la medicina posee todas las respuestas frente al dolor está difundida en toda la cultura occidental.
- El dolor crónico posee múltiples y diferentes significados para cada una de las personas que lo sufren.
- La experiencia de dolor afecta tanto al cuerpo como a la mente; son muchos los pacientes que han sufrido esta división artificial entre mente y cuerpo.
- El dolor físico está asociado con el sufrimiento psicológico.
- Usted logrará recuperar cierto control sobre el dolor si toma conciencia y asume decisiones sobre lo que está en su mano hacer con respecto a este dolor.

Tareas de exploración

Responda a todas las preguntas formuladas en este capítulo respecto a la medicación, y procure recabar información de su farmacéutico o de los prospectos de cada medicamento que esté tomando.

Lecturas suplementarias

Los siguientes libros proporcionan información adicional acerca del proceso de dolor y del mantenimiento de la salud:

1. David Morris, *The Culture of Pain,* Berkeley, University of California Press, 1991.
2. Herbert Benson y Eileen Stuart (comps.), *The Wellness Book: The Comprehensive Guide to Maintaining Health and Treating Stress-Related Illness,* Nueva York, Birch Lane Press, 1992.
3. Robert Ornstein y David Sobel, *The Healing Brain*, Nueva York, Simon and Schuster, 1987.
4. Ronald Melzack y Patrick D. Wall, *The Challenge of Pain: Exciting Discoveries in the New Science of Pain Control,* Nueva York, Basic Books, 1982.
5. Howard Fields, *Pain,* Nueva York, McGraw-Hill, 1987.
6. Russell Portenoy, «Chronic Opioid Therapy in Non-Malignant Pain», *Journal of Pain and Symptom Management,* 5, supl. nº 1, 546-562, 1990.
7. Howard L. Fields y John C. Liebeskind (comps.), *Pharmacological Approaches to the Treatment of Chronic Pain: New Concepts and Critical Issues,* Seattle, IASP Press, 1994.

CAPÍTULO 3

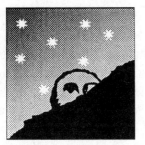

Conexión
mente-cuerpo

Había olvidado que mi cuerpo era también un santuario, un refugio...
Sentí que me había traicionado y torturado durante un montón de años.

Este comentario lo hizo Mary, una de las participantes de este programa, al relatar su experiencia de dolor después de practicar las técnicas que se explican en este capítulo.

El dolor crónico como una forma particular de estrés crónico

Tal y como se ha indicado en el capítulo 2, mente y cuerpo son de hecho una sola cosa. Nunca han estado separados y nunca se deberían haber visto como tal. Lo que usted siente (tristeza, alegría, enfado) puede influir y verse influido por sus procesos corporales. Por ejemplo, quizá se haya dado cuenta de que el día en que siente un dolor especialmente fuerte, tiene problemas para concentrarse o pierde el apetito. O también que, cuando está totalmente concentrado en una actividad (viendo una final de fútbol o hablando con su mejor amigo), su dolor, en ese espacio de tiempo desaparece de su conciencia. Gracias a esta íntima conexión entre mente y cuerpo podemos asociar la experiencia de estrés –definida aquí como la *percepción* de amenaza física o psicológica y la *autopercepción* de no estar bien preparados para enfrentarnos a esta amenaza– con síntomas físicos y emocionales.

Los seres humanos están dotados biológicamente de una respuesta automática ante la percepción de una amenaza o peligro, llamada «respuesta de lucha-huida», que se produce a partir de la secreción de adrenalina y de otras hormonas del sistema nervioso simpático, como el cortisol y la hormona de crecimiento. Detengámonos ahora en la situación siguiente:

> Es de noche, tarde, y estás solo/a en casa. Te levantas al oír un ruido en habitaciones inferiores de tu vivienda. Tu corazón empieza a latir rápidamente; tus músculos se tensan; te sientes nervioso/a y te falta el aire. Puede que no te des cuenta, pero se te están poniendo los pelos de punta, y te aumenta la presión sanguínea. La sangre fluye de tu estómago hacia los músculos esqueléticos. Tu cuerpo se está preparando para luchar o para huir.
>
> La primera cosa que haces es coger una linterna y bajar las escaleras silenciosamente. Temblando, intentas estar atento/a a nuevos ruidos. Cuando llegas abajo, ves que el «intruso» era tu gato huyendo de un florero roto. En los minutos que siguen una vez ha desaparecido el «peligro», tus síntomas físicos se normalizan, y el miedo desaparece.

Los cambios que dan lugar en su cuerpo a la respuesta de «ataque-huida» (ritmos respiratorio y cardíaco acelerados, aumento de la presión sanguínea, cambio del curso de la sangre hacia sus músculos, etc.) están pensados para actuar como un sistema temporal de control mientras se acerca el peligro o la amenaza. Lo que sucede cuando usted se encuentra en un estado de constante estrés es que el cuerpo está saturando su propia capacidad para volver a la homeostasis (equilibrio). Puede haber agotado su capacidad de recuperación. Esta situación contribuye a la aparición de numerosos síntomas:

- Reducción de la inmunidad frente al trastorno.
- Diarrea y/o estreñimiento.
- Trastorno del sueño.
- Cansancio.
- Dolores de cabeza.
- Dificultad de concentración.
- Respiración entrecortada.
- Pérdida/aumento de peso.
- Aumento de la tensión muscular.
- Ansiedad/Depresión.

El dolor crónico encaja perfectamente en la definición de estrés crónico adverso. Parece ser que los efectos del estrés crónico aparecen como resultado de una respuesta prolongada de «ataque-o-huida». Así, además del estrés físico que supone padecer dolor crónico, su propia experiencia de dolor puede fluctuar en función de su habilidad para enfrentarse a él (este razonamiento también es válido para otros aspectos relacionados con él, no sólo en el caso del dolor). Si su dolor es tan fuerte como para anularle y usted no se toma tiempo para equilibrar sus efectos estresantes, seguramente empezará a experimentar otros síntomas relacionados con el estrés como los que acabamos de mencionar. Por eso el entrenamiento en técnicas de afrontamiento del estrés resulta beneficioso en el tratamiento del dolor. Las técnicas que tratan de provocar una «respuesta de relajación» como la que le vamos a explicar seguidamente, le ayudarán a alterar los síntomas físicos del estrés, y también le prepararán para enfrentarse con más eficacia al estrés que acompaña al dolor.

La respuesta de relajación (RR)

La «respuesta de relajación» (a partir de ahora aparecerá abreviada como RR) fue descrita por primera vez por Herbert Benson y sus colegas en la Harvard Medical School, a inicios de los años setenta. En contraste con la respuesta de «ataque-o-huida», la RR parece desempeñar el papel de «pacificadora» en las respuestas que el cuerpo da al estrés. Sin embargo, y también a diferencia de la respuesta de «ataque-o-huida», la RR no es automática. El desarrollo de la RR requiere una cierta práctica con determinadas técnicas mentales antes de poder usarla para contrarrestar el estrés.

Después de repasar infinidad de textos religiosos y filosóficos, Benson se dio cuenta de que durante siglos, la humanidad se había dotado de multitud de instrucciones para producir este reflejo de tranquilización. También reparó en el hecho de que, pese al gran número de técnicas capaces de proporcionar esta respuesta corporal, había dos pasos que eran comunes en todas ellas:

1. Centrar la mente en una frase, palabra, respiración o acción repetitiva.
2. Adoptar una actitud pasiva ante los pensamientos que cruzan la mente.

A partir de la investigación exhaustiva llevada a cabo por Benson y otros, sabemos que la práctica regular de técnicas como la RR proporciona un descenso generalizado en la respuesta a la activación del sistema nervioso simpático. Por lo tanto, los síntomas especialmente afectados son aquellos que aparecen como consecuencia del estrés crónico. Los efectos físicos de la RR se pueden dividir en: 1) cambios inmediatos, que se producen mientras la persona está centrada en una palabra, una frase, la respiración o acción repetitiva; y 2) cambios a largo plazo, que se presentan cuando se repite la técnica durante más de un mes, y que permanecen incluso en situaciones ajenas a la práctica concreta de la RR. Entre los cambios más inmediatos se incluye una disminución de la presión sanguínea, del pulso cardíaco, del pulso respiratorio y del consumo de oxígeno (todo lo cual supone una medida de la tasa metabólica). Los cambios a largo término son el resultado de un cambio de la respuesta corporal a la adrenalina. Algunas personas comentan que sus niveles de ansiedad y depresión disminuyeron después de una práctica regular de técnicas de RR, y también que había mejorado su habilidad para enfrentarse a factores desencadenantes de estrés.

Mucha gente tiende a confundir las técnicas de RR con «sentirse relajado». No es lo mismo, a menos que la persona incluya en su proceso de relajación los dos pasos mencionados anteriormente –centrarse en un estímulo repetitivo y adoptar una actitud pasiva–. En estudios que usaban la RR, se dieron instrucciones al grupo de control –es decir, a los sujetos a los que no se les enseñó a producir la RR– para que leyeran un libro o escucharan música. Incluso si en circunstancias normales leer un libro o escuchar música puede resultar relajante, no producen RR.

En resumen, la RR es un respuesta natural del cuerpo, pero que necesita práctica y entrenamiento. Se produce cuando la persona centra su mente en una palabra, una frase, su respiración o una acción motriz repetitiva, y mantiene una actitud pasiva ante los pensamientos de distracción que puedan invadirle en ese momento. No aparece cuando se lee un libro, se escucha música tranquila, se duerme o se descansa. Todo esto puede relajar, pero no tiene los mismos efectos que la RR.

Utilice la respiración para relajar y centrar su mente

La clave para provocar una RR consiste en conseguir un estado de conciencia centrada en algo determinado, como por ejemplo su respiración. Además, centrarse en su forma de respirar puede proporcionarle un método adicional de relajación ya que factores como la tensión, el estrés o el dolor pueden alterar sus patrones de respiración.

Por lo general, existen dos tipos de respiración: «respiración pectoral» y «respiración diafragmática» (más conocida como «respiración abdominal»).

Respiración pectoral

Mucha gente, y en especial las mujeres, respiran con el pecho. Es decir, aspiran con el abdomen y expanden el pecho con cada inspiración. En la cultura occidental se les enseña, ya desde pequeñas, que mantener una postura «correcta» consiste en tener el abdomen liso y recto en todo momento. Esta postura es difícil de lograr para aquellos que respiran con el abdomen, o «diafragmáticamente», ya que requiere un movimiento del estómago hacia arriba y hacia abajo en cada inspiración.

Muchos hombres y mujeres también se vuelven «respiradores pectorales» a causa de sus estados prolongados de ansiedad, estrés o tensión, dado que la ansiedad tiene un patrón de respiración típicamente corto y profundo. El estrés también puede incrementar la tensión del área abdominal, al no permitir que el diafragma se contraiga completamente, o que las paredes abdominales se expandan cuando se está inspirando. Como resultado, lo único que se expande es el pecho, y la respiración no resulta tan profunda.

Respiración diafragmática

Todos nosotros comenzamos respirando por el diafragma, con nuestros abdómenes subiendo y bajando. Observe a los bebés mientras respiran: mueven el estómago en cada inspiración. Con los años, muchos de nosotros nos vamos acostumbrando a respirar con el pecho. Puede resultar un poco extraño volver a empezar a respirar con el diafragma al principio, pero con práctica vuelve a establecerse en el cuerpo como algo natural.

El diafragma es una cúpula delgada hecha de tejido muscular que separa la cavidad pectoral de la cavidad abdominal. Al comienzo de cada inspiración se contrae, y la bóveda se alisa. El aire entra entonces impulsado hacia los pulmones, y la pared abdominal sale (imagíneselo como si hubiera un balón en el abdomen que se llenara de aire con cada inspiración). Cuando el diafragma y el pecho se relajan, el aire sale y el abdomen vuelve a alisarse. En la siguiente inspiración, el proceso vuelve a empezar. Debido a este espacio suplementario que se ha de llenar en los pulmones, la respiración diafragmática supone una inspiración más completa que la respiración pectoral.

Por razones que los psicólogos no han llegado a esclarecer del todo, se ha comprobado que la respiración diafragmática, cuando se realiza correctamente, produce una mayor sensación de calma y relajación.

Ejercicios respiratorios

Le recomendamos que vista ropas sueltas y cómodas, y que busque un sitio tranquilo para empezar los ejercicios de relajación.

¿Cómo respira usted?

Antes de empezar a realizar estos ejercicios, necesita saber cómo respira.

1. Busque un lugar cómodo y échese de espaldas. Si esta postura le resulta incómoda, siéntese en una silla.
2. Ponga una mano sobre su esternón y la otra por debajo de su ombligo.
3. Cierre los ojos y tome conciencia de qué es lo que se mueve cuando usted inspira y espira.
4. Si su abdomen se mueve arriba y abajo (sin que lo esté forzando) con cada inspiración, usted ya está respirando diafragmáticamente. Puede avanzar hasta los «Ejercicios de enfoque en la respiración» que aparece en la siguiente sección de este capítulo. Sin embargo, si su pecho se mueve arriba y abajo en cada inspiración, tendrá que empezar a practicar la respiración diafragmática. Vaya a la sección «Ejercicios de respiración diafragmática», que es la que sigue inmediatamente a ésta.

Ejercicios de respiración diafragmática

Le proporcionaremos a continuación tres ejercicios de respiración diafragmática, con el fin de ayudarle a que se entrene en la toma de conciencia de lo que se debe mover cuando respira diafragmáticamente. Si una de las posiciones no le va bien, pruebe con otra. Una vez sea consciente de ello, deberá ser capaz de hacer respiraciones diafragmáticas o pectorales tendido en el suelo, sentado o de pie.

Cuando la gente se concentra en su respiración, tiende a respirar muy lenta o muy profundamente. Si se siente mareado o nervioso, seguramente respirará muy rápido o demasiado profundamente; deje de practicar por un momento y respire normalmente hasta que los síntomas desaparezcan. Además, *no haga este ejercicio si estas posiciones incrementan su dolor.*

Ejercicio 1

1. Busque un lugar cómodo y tiéndase sobre el estómago.
2. Levante el pecho del suelo tirando los codos hacia atrás contra el costado al nivel de los hombros. Entonces elévese del suelo con los antebrazos. Esta posición arqueará ligeramente su espalda.
3. Respire normalmente. Esto cerrará su pecho, de manera que cuando usted respire, sólo se moverá el abdomen arriba y abajo.

Ejercicio 2

1. Siéntese en una silla y cójase las manos por detrás de la cabeza.
2. Extienda los codos hacia afuera. De nuevo, esta postura sirve para cerrar su pecho de manera que pueda sentir el movimiento del abdomen.
3. Respire normalmente.

Ejercicio 3

1. Busque un lugar cómodo y échese sobre la espalda.
2. Coloque las manos justo debajo de su ombligo.
3. Cierre los ojos e imagine que tiene un balón dentro de su abdomen.
4. En cada inspiración, imagine que el balón se hincha con el aire.
5. En la expiración, imagine el balón deshinchándose.

Ejercicios de enfoque en la respiración

Una vez usted ya ha tomado conciencia de su tipo de respiración, puede comenzar a practicar el enfoque en su respiración.

1. Cierre el puño y fíjese en lo que sucede con su respiración. No siga leyendo. Haga esto. ¿Mantuvo la respiración o empezó a respirar profunda y entrecortadamente?
2. Suelte el puño.
3. Vuelva a cerrar el puño, pero esta vez continúe respirando normalmente. ¿Qué ha sucedido con la tensión de su puño? Seguramente se ha reducido y, de hecho, le debe ser difícil mantenerlo así sin realizar un esfuerzo considerable.

Recuerde: *resulta difícil mantener la tensión (estrés, dolor, ira, ansiedad) y continuar respirando.* Este principio se utiliza mucho en los ejercicios de Lamaze para mujeres en fase de parto. La técnica de Lamaze se centra en la respiración, durante diferentes fases del parto, y tiene como objetivos aligerar la tensión e incrementar el control. Se anima a las mujeres a usar la respiración para controlar el dolor. Así, es lógico pensar que sucederá lo mismo con respecto a su experiencia de dolor.

Observe cuán frecuentemente contiene la respiración cuando prevé el dolor o cuando lo está experimentando. Usted puede cambiar esta experiencia sencillamente respirando. Cuando sienta dolor (o un aumento del estrés, tensión, ira o ansiedad), haga lo siguiente:

1. Deténgase de forma consciente.
2. Haga una profunda y lenta inspiración desde su diafragma.
3. Concéntrese en lo que está haciendo y en lo que está sintiendo. ¿Dónde está el problema? ¿De qué opciones dispone? ¿Está obligado a seguir adelante con una determinada actividad, o puede dejar lo que está haciendo? ¿Merece la pena inquietarse por esta situación?

Como verá, las técnicas de enfoque en la respiración le proporcionarán un control inmediato, porque le permiten concentrarse en el momento presente. Tal vez le sorprendan factores estresantes si se pierde en preocupaciones acerca del futuro, pensando en cómo podría haber cambiado el pasado, o respondiendo de una manera automática, sin reflexionar antes. Centrarse en el momento presente le permite considerar más detenidamente qué es lo que le está preocupando. Con frecuencia, todo lo que usted necesita es cambiar la manera en que hace o piensa algo.

Centrarse en la respiración o respirar con el diafragma le ayudará también a pasar por malos tragos como la resonancia magnética (RM), exámenes pélvicos, sigmoidoscopias e inyecciones, sin que le resulte tan incómodo o desagradable. De hecho, muchas de las dificultades que la vida nos va planteando pueden hacerse un poco más tolerables a través de la respiración. Haga que los ejercicios de enfoque de la respiración sean una parte de su rutina diaria.

Minirrelajaciones

Cuando decida dedicar un momento a concentrarse en la respiración diafragmática, considérelo una «minirrelajación». Comience a practicar «minirrelajaciones» durante el día para relajar la tensión que se ha ido acumulando en pequeños periodos de tiempo. He aquí algunas sugerencias para llevar a cabo diferentes tipos de relajación:

1. En cuanto tenga un minuto, haga una respiración profunda; imagine que toda la tensión que hay en su cuerpo y en su mente sale junto con el aire expirado.
2. Intente tensar todos los músculos que pueda de una vez. Haga entonces una inspiración profunda y vaya sacando lentamente el aire, dejando salir toda la tensión. Repita esta minirrelajación hasta que haya logrado reducir la tensión.
3. Lleve un inventario de tensión corporal en sus puntos estresantes más conocidos. Por ejemplo, ¿siente algo de tensión en su cuello o en la parte superior de su espalda? Si encuentra que sí, suponga que el aire que inspira va directamente hacia esa área. Al dejar salir el aire, imagine que toda la tensión sale con él.
4. Cuente hasta diez mientras inspira muy lentamente. Retenga el aire un segundo. Empiece entonces a dejarlo salir poco a poco mientras cuenta otra vez hasta diez.

Prepárese para practicar la producción de RR

Reduzca las distracciones y póngase cómodo

Para minimizar las distracciones, busque un lugar tranquilo y cómodo donde pueda sentirse seguro para la práctica de las técnicas de RR que describiremos a continuación. Si lo encuentra necesario, cuelgue el cartel de «No molestar» (que adjuntamos al final del libro) en su puerta y descuelgue el teléfono.

En todo caso, no deje de considerar y de tener en cuenta todo lo que necesita para sentirse cómodo y busque la posición que más le convenga. Le ofrecemos algunas sugerencias para ponerse cómodo:

1. Use algún tipo de cojín que le dé calor para sentarse en el suelo, o algo que le mantenga fresco.
2. Asegúrese de que la temperatura de la habitación es la correcta para usted o tenga una manta a mano por si se enfría.
3. Si prefiere hacer los ejercicios tendido en el suelo, pero siente que se está que-

dando dormido, es mejor que cambie de postura y se siente en una silla. Una solución intermedia entre tenderse y sentarse podría ser usar un sillón reclinable.

4. Escoja aquellos momentos en los que el dolor no le molesta demasiado para hacer los ejercicios.

5. Practíquelos durante 20 minutos una vez al día, o bien dos veces al día durante 10 minutos.

6. Al finalizar la sesión, cuente siempre hasta tres y abra lentamente los ojos. Levántese poco a poco, de manera que su cuerpo se pueda ir adaptando a los cambios tras esta profunda sesión de relajación.

7. No utilice el despertador. Si no quiere utilizar música relajadora y necesita estar al tanto de la hora, coloque sencillamente un reloj frente a usted y vaya abriendo los ojos periódicamente. Después de practicar unas cuantas veces, aprenderá a identificar por sí mismo cuándo han pasado los 20 minutos.

Uso de música relajadora

El uso de cintas relajadoras puede resultar de mucha ayuda cuando se está aprendiendo esta técnica. Puede encontrar este tipo de música en comercios de comida sana y en tiendas «New Age». También se pueden encontrar casetes de música ambiental y de meditación en muchas otras tiendas. El Mind/Body Medical Institute, del Deaconess Hospital de Boston, que está bajo la dirección de Herbert Benson, posee una amplia gama de música relajadora donde elegir. O puede adquirir las cintas que utilizamos en el Programa de Control del Dolor; si desea información, llame al (617) 632-9530.

Mis colegas y yo recomendamos que se centre en una técnica simple (véase «Técnicas básicas de RR», más adelante). Además, si va cambiando de música o de expresiones para concentrarse no conseguirá hacerlo. La constancia es algo muy importante. Utilice una cinta (o una palabra, una frase o su respiración) durante algún tiempo antes de intentar cambiar algún elemento de su sesión de relajación.

Murmullo mental

Puede parecerle que a veces sus pensamientos se dispersan en cualquier dirección, algo así como si su mente estuviera manteniendo su propia conversación. Y este hecho quizás distraiga su concentración, ya que parece que esos pensamientos van cada vez más lejos. Esto nos sucede a todos; nos muestra cómo podemos estar físicamente en algún sitio pero mentalmente en otro distinto. Por ejemplo, quizá empiece usted a pensar en algo que le sucedió en el pasado, o a planear algo de cara al futuro. Es difícil no caer en esa clase de desorden de pensamiento.

Ese «murmullo mental» tiene su tiempo y su lugar, pero parece escoger siempre el momento en que usted se ha sentado a relajarse para hacerse más fuerte y distraerle más. No se extrañe al comprobar que esta especie de «charla» mental es algo persistente, que se introduce en su conciencia incluso ante la más pasiva de las actitudes frente a ella. Utilice su respiración o concéntrese en una palabra o frase (véase la técnica 1 de RR, más adelante) para reducir o eliminar temporalmente esa charla mental.

Resolución de problemas

El objetivo de esta sección es ayudarle a superar ciertos obstáculos que le podrían impedir practicar correctamente la RR. No cabe duda de que usted podría encontrar cientos de razones para no practicarla, así que esta sección bien podría llamarse «¡No se admiten excusas!».

Le presentamos a continuación algunos de los problemas que los pacientes parecen manifestar con mayor frecuencia al seguir este programa. Después de leer esta sección, usted se debería sentir mejor respecto a cualquier problema que le impida practicar su RR.

Falta de tiempo

«¡No tengo tiempo!», podría usted decir. Una sencilla respuesta ante esto sería: si quiere sentirse mejor, *encuentre el tiempo*. Primero, pregúntese por qué considera que no tiene ese tiempo. ¿Le parecen familiares estas respuestas, dadas por antiguos participantes del programa?:

«¿Qué pensará la gente si ve que no hago nada? Yo hago lo que puedo».
«Mi familia me necesita.»
«Esto no conseguirá cambiar nada: mi dolor es real.»
«Me duele demasiado.»

Estas afirmaciones aparecen como el resultado de actitudes que otorgan demasiado control a los demás; de baja autoestima o de indefensión aprendida; o simplemente de haber hecho ejercicios en momentos en que el dolor era demasiado fuerte o se sentía demasiado cansado. Son sensaciones normales, pero usted no empezará a sentirse mejor hasta que no haya pasado por ellas, y adopte una actitud que le permita tomar al menos en consideración lo que se le está recomendando. Sus opciones pasan por «hacerlo o no hacerlo». Si usted elige «hacerlo», tendrá la oportunidad de experimentar todos los beneficios positivos que conllevan la RR y la reducción de su estrés.

Hacia una mayor conciencia de su dolor

Puede que usted sienta, como otras personas, que al minimizar las distracciones exteriores experimenta una mayor conciencia de su dolor, y que eso le impide practicar hasta el final una RR. Tal vez cuando consigue al fin cerrar los ojos en una habitación tranquila, el dolor empieza a rugirle por la espalda.

Intente buscar una posición cómoda en un momento en que no sienta apenas dolor. Si no lo consigue, practique la técnica número 6 de RR (autohipnosis). A veces, centrar toda la atención en el dolor hará que éste aumente al principio, pero en pocos segundos esta conciencia disminuirá. Como ya se indicó en el capítulo 2, el cerebro no está preparado para mantener la atención demasiado rato en un mismo estímulo.

En su libro *Full Catastrophe Living*, John Kabat-Zinn describe una técnica de relajación llamada «plenitud mental» (véase «Lecturas suplementarias», al final de este capítulo). Esta técnica le anima a que mantenga su mente centrada pasivamente en el dolor. Permítase sencillamente *observar* su dolor y los sentimientos que puedan aparecer, como miedo o ira, sin salir huyendo de esas sensaciones. Y dígase a usted mismo: «Oh, sí, mira, aquí están mi dolor y mi ira». Esta técnica puede tener resultados espectaculares ya que al permanecer centrado en el dolor, usted puede empezar a darse cuenta de todo lo que su lucha contra el mismo y la evitación de esos sentimientos han hecho en detrimento de su capacidad de reacción. Una vez haya comprendido esto, usted no dejará que su dolor se alimente con su ira, ansiedad o frustración cada vez que se asome a su conciencia. Regrese ahora a su palabra, a su frase o a su respiración. A veces le parecerá imposible de llevar a cabo. A usted le gustaría ignorar su dolor, ya que tiene miedo de empeorarlo. Pero no empeorará. Se trata de una manera muy potente de identificar el hecho de que el dolor existe y de que usted es el que lo está padeciendo. Su control reside en la forma en que elige sentir su dolor.

Problemas con la predisposición a sentarse y a relajarse

Puede que usted diga: «No puedo sentarme; yo no soy de ese tipo de personas. Yo necesito estar ocupado. Cuando empiezo a relajarme o cuando cierro los ojos me pongo nervioso». En ese caso, pregúntese la razón por la cual no es capaz de sentarse.

Para empezar, ¿disfruta de su propia compañía? ¿O se siente útil solamente si está haciendo algo? Algunas personas tienen un sentido tan frágil de autovaloración y de autoestima que ellas mismas son los últimos seres con los que les gustaría sentarse o estar a solas. De hecho, no les gusta su compañía. Otras creen que atender a deseos de otras personas es lo único que cuenta. Esto hace que sentarse y llevar a cabo la RR les parezca algo «irresponsable». Por otro lado, hay personas que por lo general están tan tensas físicamente que no tienen ni idea de qué quiere decir relajarse (¡en cuerpo y mente!).

Si usted se siente tenso físicamente, pruebe a realizar suaves estiramientos o contracciones y relajaciones sistemáticas de diversos grupos musculares, tal como se describe en la «Relajación muscular progresiva» (véase la técnica 3 de RR, más adelante). Si su autoestima tiende a ser baja y su necesidad de atender las demandas de los otros alta, una técnica que podría resultarle de ayuda consiste en tomar todas y cada una de sus preocupaciones, sus asuntos y su dolor e imaginar que los echa en una cesta (puede utilizar incluso una cesta real si es necesario) por lo menos hasta que haya terminado su sesión de RR. Este intento deliberado y consciente de dejar a un lado sus problemas durante un corto periodo de tiempo –problemas a los que usted podrá regresar cuando desee– puede ser bastante efectivo.

Para algunas personas no es fácil relajarse porque están intentando constantemente evitar recuerdos de acontecimientos traumáticos, como el abuso físico o sexual. Esta dificultad está asociada con la hipervigilancia (estado de alerta ante la amenaza) que aparece descrita en los síndromes de estrés postraumático. Para algunos, estos recuerdos traumáticos reaparecen cada vez que intentan bajar la guardia y relajarse. Para otros, estos recuerdos se han mantenido ocultos a la conciencia hasta que han empezado a practicar las técnicas de RR.

Mis colegas y yo pensamos que estos recuerdos no tienen porqué impedir disfrutar de las ventajas de la RR. Existen diversas maneras de modificar las técnicas de RR con el objetivo de reducir la ansiedad. Más aún, dado que estos sentimientos de traumas pasados tienden a magnificar los sentimientos negativos de vulnerabilidad, a hacer perder el control, y a crear la sensación de «nadie me cree» tan típica del dolor crónico, es importante diferenciar claramente las dos experiencias: el trauma previo y el dolor crónico presente.

Resulta imposible dar recomendaciones universales ante ciertas reacciones complicadas que se producen después de sufrir un trauma. Sin embargo, las que le proponemos a continuación son sugerencias que pretenden ayudarle a disminuir la incomodidad que le producen tales sentimientos:

1. Tome conciencia de que efectivamente usted ha demostrado ser un persona muy especial al tener la iniciativa de coger este libro. Alguna parte en usted se ha dado cuenta que las cosas no iban por buen camino y que, por fuerza, debe haber un camino mejor. Mantenga esta autoconciencia: le ayudará a superar momentos duros. El cambio no es fácil y difícilmente se produce sin esfuerzo por su parte.

2. Practique las técnicas en lugares seguros, con la puerta cerrada y las luces encendidas si es necesario. Haga lo que sea para sentirse lo más cómodo posible. A veces, mientras usted crea un ambiente externo seguro, el estado seguro interno surge solo.

3. Use música relajadora para minimizar las distracciones internas. Mantenga sus ojos abiertos y la llama de una vela como foco de atención. Haga relajación muscular progresiva o algún ejercicio en el que pueda combinar movimiento y concentración en la respiración. Esto le ayudará también a dejar de estar pendiente de distracciones internas.

4. La terapia en *biofeedback* puede ser de gran ayuda ya que le permite un *feedback* externo de procesos internos –como tensión muscular, conductancia de la piel, temperatura de la piel– mientras aprende a relajarse. El mecanismo de *biofeedback* mantiene centrada su atención en cambiar esos parámetros físicos hasta que se sienta suficientemente cómodo como para hacerlo sin ayuda de la máquina.

5. La psicoterapia con algún familiar que ha padecido problemas de estrés postraumático puede ayudarle también en su esfuerzo. Una vez se han recuperado los re-

cuerdos, éstos no se pueden suprimir de nuevo de la conciencia. Sin embargo, su presencia consciente puede indicar que en ese momento usted ya se siente capaz de enfrentarse a ellos. En la medida de lo posible, intente adaptarse a sus recuerdos y experiencias pasadas, ya que tienen un fuerte impacto en su experiencia de dolor y pueden ser unos factores importantes de estrés. *Busque ayuda e intente cuidarse.*

Sensaciones o experiencias peculiares

Pese a ser una queja no demasiado común, algunos participantes de nuestro programa han relatado experiencias «fuera-del-cuerpo», disociaciones, o sensaciones de ser otra persona dentro de uno mismo. En la mayoría de estos casos, lo que sucede es que estas personas han estado ejercitando las RR durante periodos de tiempo más largos de lo recomendado, más de una hora, o varias veces al día durante una hora o más. Éste es un caso en el que hacer más cosas o más a menudo no resulta necesariamente mejor para usted. El abuso de estas técnicas puede llevarle a alteraciones en la conciencia, y por tanto es muy importante ceñirse a las instrucciones específicas. Las técnicas que le presentaremos a continuación son de gran ayuda y muy seguras en la medida en que usted las siga tal como se le instruye para que lo haga.

Algunas personas están tan acostumbradas a sentirse en tensión, que relajarse les resulta extraño. Si éste es su caso, sólo tiene que aprender qué es lo que se experimenta al estar relajado.

Desórdenes en forma de ataques

Si usted sufre estos desórdenes, le proponemos practicar las RR en posición tendida. Algunos de estos ataques aparecen como consecuencia de un cambio brusco en los niveles de activación, como por ejemplo al empezar a dormir o al levantarse. Dado que las ondas cerebrales asociadas a la práctica de RR son idénticas a las que se dan en la primera etapa del sueño, la gente que sufre de trastornos en forma de ataques en el inicio del sueño puede experimentar también este trastorno al empezar a practicar las RR. Este hecho tiende a desaparecer cuando se continúa la práctica de RR, o usando otra técnica (relajación muscular progresiva, yoga, u otra de caràcter físico). Otras personas han descubierto que de hecho pueden *controlar* sus ataques simplemente practicando la RR, aprendiendo a relajarse y redirigiendo su foco de atención al inicio de la señal de peligro que a veces se da inmediatamente antes del ataque.

Diabetes insulinodependiente

La adrenalina puede alterar la disponibilidad de insulina, de modo que se requiere más cantidad de ésta en funcionamiento para producir el mismo efecto de control del azúcar; sin embargo, el estrés puede incrementar la demanda de insulina. Muchos pacientes insulínicos encuentran que su necesidad de insulina se reduce una vez comenzada una práctica regular de la técnica de RR. Si es usted un paciente diabético insulinodependiente, tome *en serio* sus reacciones hipoglucémicas y reduzca la ingestión de insulina si empieza a notar niveles bajos de azúcar en sangre.

Hipertensión

La medicación contra la hipertensión puede interferir en el ajuste normal a los cambios posturales. Si sufre de hipertensión, asegúrese de que va cambiando de postura (de tendido a sentado, o de sentado a estar de pie) lo más *lentamente* posible tras su sesión de práctica de las RR. Muchos pacientes notan que con la práctica de las técnicas de RR, su presión sanguínea disminuye, y de esta manera decrece también su necesidad de medicación. *Asegúrese de llevar un control con su médico especialista antes de efectuar cualquier cambio de medicación.*

Técnicas básicas de RR

Ahora que usted se ha introducido en la naturaleza de las RR, en diferentes ejercicios de respiración y en las cosas que necesita hacer y saber antes de empezar a practicar estas técnicas básicas, puede iniciar el aprendizaje de las mismas. Es importante que se familiarice con ellas antes de pasar a otras más avanzadas.

Técnica 1 de RR: concentrarse en una palabra o frase

La primera técnica de RR consiste en concentrarse en la repetición de una palabra o frase corta con cada expiración. En este caso, lo menos importante es el contenido de esa palabra o frase escogida por usted. Recuerde que sólo es un camino para mantener centrada su mente. Puede utilizar el número «uno», o contar hasta diez repetidamente con cada expiración, o contar «uno» en la inspiración y «dos» en la expiración.

Puede usar también algún sonido que a usted le resulte cómodo. Si está habituado/a a la práctica religiosa o espiritual, puede escoger una oración corta o una frase. De todas maneras, le desaconsejo el uso de frases como «¡Vamos, vamos, vamos!» o «¡Tengo que relajarme!». Así lo único que consigue es perpetuar una sensación de presión por hacer más y más en menos tiempo, o avanzar a próximas técnicas, lo cual no es en absoluto lo que pretenden las técnicas de RR. El objetivo no es hacer más de lo que ha estado haciendo hasta ahora, sino añadir una dimensión de control a su vida dándose el tiempo necesario para sentarse y centrarse, permitiendo así restaurar la sabiduría natural de su cuerpo.

Técnica 2 de RR: combinar respiración e imaginación

La segunda técnica de RR está dirigida a compaginar su relajación con la imaginación. Este ejercicio resulta de gran ayuda para aquellos a los que les es muy incómodo concentrarse en sus pulmones o en su abdomen, o bien esto les produce demasiada ansiedad.

Por ejemplo, imagine que el aire entra en su cuerpo por la mano derecha y sale por su mano izquierda, o que hace ambas cosas por su mano derecha. También puede imaginarse «respirando» por los pies. O sino imagine que el aire entra en su cuerpo dirigiéndose a las áreas en tensión, como la cara, el cuello o la espalda; cuando espire, imagine que toda la tensión se la lleva el aire. Cada vez que el aire salga, siéntase más y más relajado.

Técnica 3 de RR: relajación muscular progresiva

La tercera RR sirve para tensar y relajar alternativamente varias partes de su cuerpo. A esto se le llama «relajación muscular progresiva» y sirve de ayuda para aquellos que, de nuevo, encuentran demasiado difícil relajarse estando simplemente sentados.

Podrá distraerse menos si su concentración va pasando de aspectos físicos a mentales y viceversa. Por ejemplo: encoja los dedos de su pie derecho en la inspiración y extiéndalos en la espiración. Ahora, doble su pie derecho hacia la cabeza con la inspiración, y reléjelo en la espiración. Después tense su pierna por la rodilla con la inspiración y relaje la rodilla en la espiración. Tense sus nalgas en la inspiración y reléjelas en la espiración.

Repita la secuencia con la pierna izquierda, y vaya ascendiendo por el cuerpo hasta que haya tensado y relajado secuencialmente todas las partes con la respiración.

Existen casetes de relajación progresiva para guiarle en esta técnica (véase «Uso de música relajadora», más arriba, para posibles fuentes).

Técnica 4 de RR: uso de movimientos repetitivos

La cuarta técnica de RR consiste en realizar un movimiento repetitivo mientras adecua su respiración y su mente a algún gesto. Por ejemplo, se puede utilizar una bicicleta estática, nadar o correr para practicar la RR, siempre y cuando consiga sincronizar respiración y mente con el movimiento.

Por ejemplo, vamos a suponer que está usted caminando sobre un «corredor estático». Puede inspirar cada dos pasos, y espirar cada otros dos repetitivamente, y centrarse en el ritmo respiración-movimiento. Por supuesto, la frecuencia de respiraciones por pasos dependerá de su nivel de comodidad, acomodación y velocidad. Cuando se sienta distraído con pensamientos que le alejan del ritmo respiración-movimiento, conduzca su foco de atención a la respiración y al movimiento sin angustiarse.

Otras formas efectivas de sincronizar respiración, mente y movimiento son el yoga y el tai chi. Estas técnicas, basadas en posturas ritualizadas, ya se usaban en culturas ancestrales para producir RR.

Técnica 5 de RR: creación de un espacio seguro

Mucha gente con dolor se siente traicionada por su propio cuerpo. El dolor le puede hacer sentir atrapado, sin ningún lugar donde esconderse o sentirse cómodo. Utilizando sus sentidos, es posible recrear un refugio seguro en su mente; en esto consiste la quinta técnica de RR. Algunos participantes del programa han comentado que percibían olores muy familiares y agradables mientras se encontraban en sus espacios seguros. Otros tienen sensaciones táctiles (la acción de tocar) de calidez y suavidad. Cada uno tiene experiencias diferentes. Usted debe dejar aflorar su propia sensibilidad para poder seguir adelante: puede ser un sonido, un olor, un tacto (toque) determinado, una visión o una combinación de sentidos.

El próximo ejercicio se ha convertido en una de las versiones más beneficiosas de esta quinta técnica para la gente que sufre dolor:

1. Empiece por practicar una de las tres primeras técnicas de RR.
2. Una vez esté relajado y centrado, cree una imagen en su mente que le haga sentir a salvo y cómodo. Su lugar seguro puede ser algún sitio que usted visitó de pequeño, un lugar relajante de vacaciones, o algún sitio que vio en un libro. También puede ser la habitación favorita de su casa, su cama, o una nube imaginaria grande y suave. Puede desplazarse a las montañas, a la costa o crear una escena campestre libre de bichos... cualquier lugar a donde quiera llevarle su imaginación. La clave está en visionar algún sitio asociado a paz y confort.
3. Una vez haya imaginado este lugar tan especial, busque un sitio cómodo para sentarse o estirarse y pase un tiempo prudencial allí, repitiendo su palabra o frase clave en cada respiración. Si se distrae con otros pensamientos, vuelva poco a poco a su enfoque inicial.
4. ¡Disfrute la experiencia!

Con práctica, usted podrá recrear esta imagen centrándose en su respiración o en las palabras «lugar seguro» cada vez que lo necesite.

Técnicas avanzadas de RR

Las técnicas avanzadas de RR le permitirán obtener resultados adicionales y realizar nuevos descubrimientos. De todas maneras, si todavía no tiene experiencia en la obtención de RR, le resultará bastante incómodo trabajar con las imágenes que aparecerán en su mente durante el ejercicio de visualización (técnica número 7), a no ser que haya trabajado antes la creación y elección de un lugar seguro dentro de usted. Para muchas personas que sufren dolor crónico, el dolor es una especie de bestia o un gran desconocido, que se presenta de manera bastante intimidatoria (por no decir aterradora), si no se produce un acercamiento a esta experiencia con técnicas básicas. También puede usted sentir ansiedad ante la instrucción de crear entumecimiento o ausencia de sensaciones en ciertas partes del cuerpo durante el ejercicio de autohipnosis (técnica 6). De todas maneras, es recomendable que practique estas técnicas avanzadas *sólo* después de haberse entrenado a fondo y practicado las técnicas básicas de RR, especialmente la técnica 5 (creación de un espacio seguro).

Técnica 6 de RR: autohipnosis

La sexta técnica de RR consiste en un simple ejercicio de autohipnosis. Comience eligiendo una de las técnicas básicas de RR que acaba de aprender. Cuando ya se sienta relajado, proceda de la siguiente manera:

1. Cierre los ojos e imagine que su mano derecha se está calentando suavemente y se va endureciendo. En cada espiración de aire, la sensación placentera de calidez y pesadez se hace mayor, hasta que la siente demasiado pesada como para moverla (a menos que lo desee).
2. Ahora sienta la agradable sensación de pesadez que empieza en su pulgar derecho, después va hacia el índice, hacia el dedo corazón, hacia el anular, y finalmente hacia el meñique con cada espiración de aire. Esta sensación de pesadez se amplia hacia toda la palma de su mano derecha y hacia la parte posterior de la mano, deteniéndose en la muñeca. Es una sensación agradable, cálida, pesada y de entumecimiento que percibe únicamente en su mano derecha.
3. Coloque su mano derecha sobre el área que le duele, ya sea de manera física o imaginaria, e imagine que toda esta pesadez se desplaza hacia esa área. El área dolorida absorbe este entumecimiento, de manera que usted puede volver a concentrarse en su palabra o frase repetitiva. Cuando se sienta preparado para terminar con esta sesión, devuelva todo la pesadez a su mano derecha.
4. Intente ahora experimentar todo un flujo de sensaciones normales entrando por la parte posterior de su mano, hacia su palma, hacia el meñique, el anular, el dedo corazón, el índice y finalmente el pulgar. Todavía puede sentir su mano cálida y pesada.
5. Sienta su mano gradualmente más y más ligera en cada respiración; que se va normalizando, hasta estar como su mano izquierda.
6. Cuente hasta tres y abra los ojos.

Cuanto más practique esta técnica, más soltura tendrá con la sensación de pesadez, y la podrá trasladar al área donde está el dolor. Usted mismo puede grabar una casete con las instrucciones que le ayudan a realizar este ejercicio.

Técnica 7 de RR: visualización

La técnica 7 de RR consiste en la visualización, en la que usted crea una imagen de su dolor y trabaja con ella. Como se ha repetido anteriormente, esta técnica no se debe abordar sin una práctica consistente en las técnicas básicas, ya que algunas imágenes de gente que sufre dolor suelen ser bastante aterradoras. Si la imagen que usted utiliza le asusta demasiado, abra los ojos; recuerde que el control está en usted.

Gail sufría terribles migrañas que aparecían como mínimo una vez a la semana. Durante el ejercicio de visualización, vio su dolor como una bola roja caliente que latía. Al pedírsele que modificara de alguna manera el dolor, ella decidió construir una especie de iglú alrededor de esa bola, y la bola roja se volvió azul.

La siguiente vez que sintió su señal habitual de dolor de cabeza acercándose, Gail cerró los ojos, imaginó la gran bola roja y construyó el iglú alrededor de ella, hasta que se puso azul. ¡No tuvo dolor de cabeza! Gail fue capaz de detener muchos dolores de cabeza con esta técnica.

Para introducirse en este ejercicio, de nuevo tiene usted que comenzar con una de las técnicas básicas. Una vez esté centrado y relajado, cree una imagen en su mente de la siguiente manera:

1. Imagínese en una pradera, con el sol brillando en el cielo y una suave brisa meciéndole.
2. Visualice un camino. A medida que avanza por él, le va invadiendo una total sensación de seguridad y confianza. Puede oír en la distancia a los pájaros cantando en los árboles, y oler el suave aroma de las flores silvestres. Siga el sendero cruzando un puente, hacia una casa situada en lo alto de la colina.
3. Suba las escaleras de la casa y abra la puerta principal. Una vez dentro, encontrará una gran habitación dividida en dos por un muro construido con un plástico duro y claro. El muro se extiende desde el suelo hasta el techo y de una pared a otra de la habitación.
4. Póngase cómodo y siéntese frente al muro de plástico.
5. Ahora coja su dolor y colóquelo en la otra parte del muro. Una vez situado allí, el dolor no se moverá hasta que usted le ordene lo contrario.
6. Otorgue a su dolor un color, una forma, un tamaño. Puede ser un símbolo de lo que su dolor representa, o puede ser algo expresado en dibujos animados.
7. Observe ahora la conducta que esta «cosa» mantiene. ¿Se mueve, grita o mira amenazadoramente? ¿Cómo le hace sentir el estar frente a él?
8. Haga las siguientes preguntas a su dolor y escuche sus respuestas:

«¿Por qué estás aquí?».
«¿Qué puedo aprender de ti?»
«¿Cuándo te largarás?»
«¿Podemos coexistir?»

9. Puede preguntarle al dolor otras cosas que le inquieten. Mucha gente tiene un montón de cosas que preguntar o que decirle al dolor, reservadas para cuando tienen la oportunidad de hacerlo.

10. Piense ahora en cómo cambiar de alguna manera la imagen de su dolor. Por ejemplo, si parece una mancha enferma, colóquela en un contenedor de basura y aléjela. No tiene por qué destrozar la imagen. Tan sólo deje que sus ideas y la imagen aparezcan libremente. Si está caliente, enfríelo. Si es afilado, suavice los bordes. A medida que va probando diferentes posibilidades, pregúntese cómo se siente al manipular su dolor. ¿Se produce algún cambio en su dolor mientras lo va manipulando?

11. Cuando termine de hacerse estas preguntas o de modificar su dolor, tome una de las siguientes decisiones:

   • Devuelva todo el dolor.
   • Deje todo el dolor detrás del muro de plástico.
   • Devuelva sólo parte del dolor.

12. Una vez haya tomado esta decisión, camine hacia la puerta de la casa y ciérrela detrás de usted.

13. Baje las escaleras y camine en dirección al sol. Siga el sendero, pase el puente y descienda de nuevo por el prado.

14. Tome el camino hacia el espacio seguro donde usted había establecido su refugio (técnica 5). Quédese allí unos minutos, centrando su mente y dejando salir toda la tensión residual.

15. Una vez haya terminado, abra los ojos.

Esta técnica le puede proporcionar una experiencia emocional tremendamente potente. Úsela no solamente en referencia con su dolor, sino para examinar cualquier problema. Moviéndose entre su dolor o distanciándose de él, así como de cualquier otro problema, puede obtener nuevas perspectivas, y explorar nuevas soluciones.

Dorothy estaba asombrada. La imagen que estaba ante ella era la cosa más gris y amenazadora que había experimentado nunca en todos los años que había estado viviendo con el dolor. No tenía límites ni bordes. El dolor se asemejaba a volutas de humo subiendo por los bordes de los muros, como buscando un resquicio por donde escaparse.

Dorothy le hizo preguntas, pero él no contestó. Ése era su dolor, tan evasivo como siempre. Esa sensación de muerte inminente que le abordaba cada vez que su dolor aumentaba no era, por contra, nada evasiva.

Dorothy continuó practicando esta técnica y fue creando siempre su espacio seguro después de enfrentarse a su dolor. Cuando empezó a explorar su dolor con ayuda del diario y de algunas de las técnicas cognitivas (véase el capítulo 6), ya vio imágenes más definidas y concretas. Al principio fue un fantasma, después un dibujo parecido a la mascota de Michelin®, aquel hombre inflado y blanco. Un día fue capaz de pinchar al hombre inflado hasta que éste explotó en mil pedazos.

Entonces Dorothy experimentó un gran alivio y se sintió liberada. Se dio cuenta de que su miedo al dolor la había tenido prisionera; cuando se enfrentó a él, éste disminuyó el control que ejercía sobre su vida.

El uso de la imaginación le permite explorar el significado de los aspectos no verbales y de la experiencia inconsciente del dolor y de las metáforas asociadas a él; además le ayudará a establecer conexiones con otras experiencias o una comprensión que no puede encontrar mediante razonamientos lógicos y secuenciales y le ofrecerá una perspectiva y una actitud completamente diferentes con respecto a su dolor y un apoyo para extender el control que usted tiene sobre la experiencia dolorosa.

Resumen

Dolor crónico como estrés: la RR

- El dolor crónico encaja perfectamente en la definición de estrés. Vivir bajo un estado de estrés le hace difícil restablecer la homeostasis (equilibrio), debido a que se produce una saturación en sus habilidades de recuperación.
- Determinadas técnicas, que producen una «respuesta de relajación» (RR), le ayudarán a restablecer estas habilidades de recuperación.
- La RR es una respuesta corporal natural, pero que necesita de práctica y entrenamiento. Implica: 1) centrar su mente en una palabra, frase, respiración o acción repetitiva; y 2) adoptar una actitud pasiva con respecto a pensamientos que interfieran.

Respiración: ejercicios de respiración

- La clave para producir una RR reside en centrarse; una manera de lograrlo podría ser mediante la respiración.

- Existen dos tipos de respiración:

  - Respiración pectoral: en cada inspiración se expande el pecho.
  - Respiración diafragmática: en cada inspiración se expande el abdomen.

- Si usted respira todavía con el pecho, existen tres ejercicios de respiración con el diafragma que le ayudarán a identificar qué partes de su cuerpo deberán moverse cuando usted respire diafragmáticamente. Si una de las posturas no le sirve, pruebe con otra.
- Una vez tome conciencia de su respiración, puede empezar a practicar la concentración en la respiración, lo cual le ayudará a centrarse en el presente, el aquí y el ahora. Haciendo esto, notará que su dolor disminuye, se reduce su tensión y aumenta su control.
- Tomarse un momento al día para concentrarse en la respiración puede considerarse una «minirrelajación». Proponemos numerosas sugerencias para llevarla a cabo.

Prepárese para practicar la RR

- Procure reducir al máximo las distracciones y ponerse lo más cómodo posible mientras practica las técnicas de RR.
- El uso de casetes de relajación puede resultar de gran ayuda mientras se aprende a producir la RR. Si decide utilizar estas cintas, no las esté cambiando continuamente; es importante ser constante durante la práctica de la RR, particularmente cuando está empezando.
- El «murmullo mental» consiste en todos aquellos pensamientos que cruzan por su mente mientras está concentrándose. Este murmullo, que de hecho es completamente normal, puede interrumpir su proceso meditativo; de todas maneras, usted puede reducir este murmullo e incluso eliminarlo temporalmente mediante el uso de una palabra, una frase, la respiración o una acción repetitiva.
- Al principio, numerosos obstáculos pueden impedirle seguir adelante con la práctica de las técnicas de RR; sin embargo, estas técnicas están pensadas para sobreponerse a su dolor y tener éxito en este programa. Así, con todo el interés puesto en su salud, recuerde que:

  - Si quiere sentirse mejor, encuentre tiempo para practicar las técnicas.
  - Su dolor empeorará durante la práctica, pero usted puede desarrollar su habilidad para concentrarse y disminuirlo.
  - Si encuentra dificultades para encontrar la postura a causa de la tensión física, procure hacer unos cuantos estiramientos suaves o relajación muscular progresiva; si su autoestima está baja o siente una gran necesidad de satisfacer las demandas de los otros, intente imaginar que es capaz de coger todas

sus preocupaciones y ponerlas en un gran cesto mientras practica las técnicas de RR.

- Si se está enfrentando a un estrés postraumático (por ejemplo, recuerdos de un abuso sexual), puede tratar de modificar pequeños aspectos de las técnicas para minimizar su ansiedad y disminuir su incomodidad. En todo caso, si tiene la sensación de que todo ese sentimiento le supera, busque ayuda profesional.
- Si se desencadenan sensaciones o experiencias peculiares (por ejemplo, experiencias de disociación extracorporal) mientras practica la RR, tal vez sea porque lo practica durante demasiado o demasiado poco tiempo.
- Existen recomendaciones específicas en el caso de que usted padezca de ataques, diabetes o hipertensión, aplicables a estos trastornos.

Técnicas básicas de RR

- Se presentan cinco técnicas básicas de RR:

- Técnica 1: concéntrese en una palabra repetitiva o frase corta con cada espiración.
- Técnica 2: use la respiración en combinación con la imaginación. Imagine su inhalación yendo hacia las áreas en tensión; y en la espiración, expulse la tensión.
- Técnica 3: tense y relaje varias partes de su cuerpo alternativamente (también llamada «relajación muscular progresiva).
- Técnica 4: realice un movimiento repetitivo mientras sincroniza su respiración y su mente con el movimiento.
- Técnica 5: cree un refugio seguro en su mente, de manera que el dolor quede detrás, y descanse.

Técnicas avanzadas de RR

- Existen dos técnicas avanzadas de RR. Solamente las debe practicar cuando usted domine la mayoría de técnicas básicas de RR (1-5):

- Técnica 6: consiste en una sencilla técnica de autohipnosis, que le permitirá transferir sensaciones de una parte del cuerpo a otra.
- Técnica 7: esta técnica de visualización le permitirá colocar su dolor detrás de un muro transparente; dele una forma; hágale preguntas; modifique su forma y estudie los efectos que esto causa en su dolor; y entonces decida si quiere hacer volver todo, parte o nada de ese dolor a su lugar. Esta técnica sería una experiencia emocional de gran ayuda; usted puede colocar cualquier problema detrás de ese muro transparente.

Tareas de exploración

1. Practique sus habilidades en el establecimiento de metas fijándose un objetivo que se refiera a una de las técnicas de RR. Asegúrese de que su meta coincida con alguna de las establecidas en el capítulo 1: en otras palabras, asegúrese de que se trata de una tarea conductual realista, de manera que la pueda medir al mismo tiempo que los pasos que dará para realizarla. He aquí un ejemplo:

Meta: *Practicar la técnica 1 de RR una vez al día.*

Pasos que hay que seguir para llegar a esta meta:

A. *Descolgar el teléfono.*
B. *Usar el asiento reclinable para estar más cómodo.*
C. *Practicarlo enseguida que me levante.*

Además, anote planes de contingencia. Hacer planes de contingencia es una manera de ahorrarse preocupaciones antes de que aparezca el problema. Una buena estrategia para resolver problemas podría ser pensar qué tipo de cosas pueden ir apareciendo en este camino hacia la meta que se ha propuesto, para afrontarlas. Por ejemplo:

Obstáculos	**Soluciones**
A. *No puedo relajarme. Me duele demasiado.*	*Escuche una cinta de meditación.* *Practique en la bañera.*
B. *Mi familia me distrae.*	*Cuelgue el cartel de «no molestar» en la puerta.*

Ahora le toca a usted.

Meta: _____

Pasos que se deben seguir para conseguir esta meta:

A. _____
B. _____
C. _____
D. _____

Enumere sus planes de contingencias. ¿Qué pasos puede seguir para asegurar el éxito?

Obstáculos	Soluciones
A. _____	_____
B. _____	_____
C. _____	_____
D. _____	_____

2. Practique la respiración con el diafragma tan a menudo como le sea posible, tanto durante el día como cuando se vaya a dormir.

3. En medio de una gran tensión, dolor o malestar emocional, recuerde hacer lo que sigue:

   A. Deténgase de manera consciente y haga una pausa.
   B. Haga una profunda y lenta inspiración desde su diafragma.
   C. Reflexione acerca de la situación y sus opciones.

4. Incorpore «minirrelajaciones» a su vida diaria.
   ¿Cuándo hace estas minirrelajaciones? _____
   ¿Qué técnicas usa? _____

   ¿Qué puede hacer para recordarse a sí mismo que debe hacer relajaciones a lo largo del día? _____

5. Practique una técnica de RR una vez al día, durante 20 minutos. Al principio, no se centre en respirar con el diafragma. Limítese a respirar a su manera. Practique la respiración diafragmática de forma separada. Practique una de las técnicas básicas (1-5) diariamente durante unas cinco semanas, y sólo después vaya pasando a las técnicas avanzadas (6-7). Repetimos que es importante que usted se encuentre a gusto con las técnicas básicas antes de pasar a las más avanzadas.

6. Use el diario de técnicas de RR que hay al final del cuaderno de trabajo. Al lado de cada categoría, indique la información apropiada respecto a su práctica diaria. Utilice este diario durante las tres primeras semanas, como refuerzo para su práctica.

Lecturas suplementarias

Los libros que se citan a continuación proporcionan información adicional sobre la conexión mente-cuerpo en general, y sobre las RR en particular:

1. Herbert Benson, *The Relaxation Response*, Nueva York, William Morrow, 1975.
2. Herbert Benson, *The Mind/Body Effect*, Nueva York, Simon and Schuster, 1979.
3. Herbert Benson, *Your Maximum Mind*, Nueva York, Times Books, 1984.
4. John Kabat-Zinn, *Full Catastrophe Living: Using the Wisdom of Your Body and Mind to Face Stress, Pain and Illness*, Nueva York, Delacorte Press, 1990.
5. Joan Borysenko, *Minding the Body, Mending the Mind,* Reading, MA, Addison-Wesley, 1987.
6. Shakti Gawain, *Creative Visualization*, Nueva York, Bantam Books, 1978.
7. Patrick Fanning, *Visualization for Change*, Oakland, CA, New Harbinger, 1988.
8. Robert Ornstein, *The Psychology of Consciousness*, Nueva York, Penguin Books, 1986.
9. Thich Nhat Hanh, *The Miracle of Mindfulness: A Manual of Meditation*, Boston, Beacon Press, 1991.
10. Edmund Jacobson, *Progressive Relaxation*, Chicago, University of Chicago Press, 1938.

CAPÍTULO 4

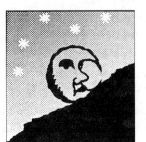

Conexión cuerpo-mente

El capítulo 3 se ha sumergido en la exploración acerca de la manera en que su mente puede afectar a su cuerpo. Vamos ahora a echar una vistazo a cómo su cuerpo puede afectar a su mente.

En los momentos en que sufre dolor, quizás tienda usted a hacer lo siguiente:

- Ignorar toda sensación que provenga de cuello para abajo, o evaluar toda sensación como dolor.
- Paralizar conscientemente cualquier parte de su cuerpo excepto cuando es absolutamente necesario.
- Evadirse de las interacciones sociales.
- Seguir esforzándose en ignorar su condición.

Es necesario pasar por un cambio de estas actitudes y conductas, ya que por un lado están contribuyendo a que usted tema hacer determinadas cosas, y además por otro le obligan a someterse a demasiada actividad; puede estar predisponiéndolo a disminuir su fuerza y resistencia muscular, e incluso a veces provocarle una nueva lesión. Y lo pueden llevar a una situación de aislamiento social, soledad o depresión. Un paciente, John, describió todo esto en la siguiente historia:

Solía levantarme por la mañana con la motivación de hacer las cosas como siempre, a pesar de mi dolor. A lo mejor hoy sería diferente. Desde luego, el dolor ocupaba mi mente, pero ya empezaba a recibir ciertos mensajes, algunos sutiles y otros no tan sutiles, por parte de mi familia y amigos: «Era mucho más divertido cuando podías hacer aquello... ¿Recuerdas cuando podías hacerlo...? ¿Cuándo volverás al trabajo? Puede que te distraiga de tus problemas...».

Sentí que era imposible tratar de explicarlo. Nadie me entendía. Lo pasé fatal tratando de comprender por qué mi espalda seguía experimentando espasmos incluso haciendo el mínimo esfuerzo. Me aterrorizaba hacer cosas por miedo a que el dolor aumentara; pero al mismo tiempo, me avergonzaba no poder siquiera ocuparme de la colada. ¿Cómo podría volver a conducir un camión –lo único que sabía hacer para ganarme la vida–? Me lanzaba cada día a hacer trabajillos sueltos por la casa que me dejaban muerto al final de la jornada, y con ese dolor torturándome más que nunca.

Así, ¿qué fue lo que conseguí? Me volví aún más irritable, más deprimido, y me fui aislando. Me sentía atrapado y solo. Los niños no dejaban de saltarme encima cada vez que me sentaba en el sofá, y mi mujer y yo no parábamos de discutir. Un día la encontré sollozando. Me dijo que se sentía como si hubiera entregado a su mejor amigo –a su esposo– al dolor. En ese momento tomé la decisión de pedir ayuda, y entonces encontré este programa.

Sin embargo y aunque usted no lo crea, el cuerpo puede convertirse para usted en una fuente inagotable de recursos, en lugar de algo espantoso que tiene que ignorar o mantener bajo sumisión bajo cualquier circunstancia. Puede proporcionarle importantes datos e indicadores para marcar su propio ritmo y planificar sus actividades, de manera que se vea capaz de lanzarse a nuevas actividades con menos dolor. Además, cuando usted aprenda a escuchar a su cuerpo, no sólo podrá reconocer mejor cuándo está bajo los efectos del dolor, sino que podrá incluso usar su cuerpo para cambiar su humor y sus sensaciones. Para acabar, ya puede empezar a pensar en incluir en su agenda actividades realmente placenteras, como forma de volver a implicarse de nuevo en su vida. El presente capítulo le mostraría cómo hacer todas estas cosas.

Marque su propio ritmo

Momentos «aptos» y momentos «no aptos»

Francis Keefe y sus colaboradores, de la Universidad de Duke, encontraron que los pacientes con dolor podían aumentar sus actividades y disminuir el dolor pasada la actividad si se implicaban en actividades rutinarias consistentes en periodos regulares «aptos» y «no aptos» –es decir, alternando entre actividades con mayor y menor demanda física y estrés–. Veamos por qué.

Cuando usted se esfuerza en lo que es físicamente capaz de hacer, y el nivel basal de su dolor aumenta (el nivel «medio» de dolor establecido por usted en su diario de dolor) hacia niveles más altos (9 a 10 en la escala de su diario, por ejemplo), probablemente esté experimentando un aumento en su inflamación, en los espasmos musculares, en la irritación nerviosa. Si le exige lo máximo a su nivel basal, su cuerpo se encuentra siempre en el límite de sus fuerzas, al borde del agotamiento. Y eso sin contar con su reacción psicológica.

Si, en cambio, detiene o cambia periódicamente de actividad cuando sus niveles de dolor suben uno o dos puntos a partir de su nivel basal, y continúa haciendo esto durante el día, su dolor no habrá empeorado con respecto al inicio del día. Pasado el tiempo, el cuerpo irá ganando oportunidades para recuperarse de manera más efectiva, ya que usted no estará esforzándose hasta el agotamiento una y otra vez.

La clave está en marcarse su propio ritmo. Tome nota de cuánto tiempo necesita su dolor para subir dos puntos con respecto a su nivel basal mientras está realizando una de sus actividades (por ejemplo caminar, estar sentado, estar de pie, pasar la aspiradora, lavar los platos o trabajar con el ordenador). En esto consiste su «momento apto» para una determinada actividad –el periodo de tiempo en el que usted puede enfrascarse en esa actividad–. Por ejemplo, es posible que usted pueda tender la colada durante 10 minutos antes de que su nivel basal de dolor vaya de 5 a 7 puntos. Así, 10 minutos es el límite de su «momento apto» para tender la ropa.

En el momento en que siente que aumentan los niveles de su dolor, es cuando hay que cambiar de actividad. Por ejemplo, póngase a practicar una técnica de RR, llame a un amigo, lea el diario, o revise las cuentas. Anote ahora cuánto tarda su dolor en descender hasta los niveles basales. Vamos a suponer que, por ejemplo, necesita 15 minutos. Así, su momento «no apto» para colgar la ropa dura 15 minutos.

Una vez consiga establecer los momentos aptos y no aptos para la mayoría de las actividades que usted realiza, se encuentra preparado para marcar su propio ritmo. A partir de entonces, cada vez que tenga que enfrascarse en algo que pueda repercutir en su dolor, póngase una alarma, y realice esta actividad sólo mientras dure lo que usted ha estimado como «momento apto». Cambie entonces a una de las actividades pensadas para los momentos «no aptos». Haciendo esto, usted irá notando cómo sus «momentos aptos» se incrementan, y los «momentos no aptos» son más y más cortos. Y eso será así porque usted no llevará a su cuerpo hasta el límite una y otra vez. Irá haciendo más y más con menos dolor y frustración. Al final del libro le proporcionamos un cuadernillo para que pueda ir marcando el ritmo de sus actividades, de manera que le permita revisar periódicamente sus momentos «aptos» y «no aptos».

Dificultades durante la reestructuración de sus actividades

A buen seguro se le presentarán no pocas dificultades a la hora de rehacer sus acciones y alterar su rutina:

«Ni con dolor abarco todo lo que tengo que hacer. ¿Cómo voy a descansar?».

«Tengo que ser capaz de hacer lo mismo que cualquier otro, o al menos, lo mismo que hicieron mi madre (o mi padre).»

«Estoy demasiado ocupado como para pararme. ¿Qué será de mi familia?»

«No me puedo permitir pedir ayuda, ni comprensión, ni siquiera un cambio en los esquemas.»

«¡Qué más da lo que haga, mi dolor no cambiará!»

Debe resultarle difícil decidir qué es lo que puede y no puede hacer (en lugar de dejarlo para las expectativas de los otros). Pero como se ha insistido en este libro, es absolutamente esencial que *usted* asuma el control. Nadie más puede juzgar de qué es usted capaz y de qué no lo es.

La siguiente historia muestra por qué es tan importante examinar lo que hace y por qué lo hace.

Una mujer estaba muy ocupada preparando un asado de domingo en una olla. En ese momento estaba quitando los bordes del asado. Su hija la miraba y le preguntó por qué cortaba los bordes de la carne asada.

«Bueno», dijo después de estar un rato mirándolo, «así lo hacía mi madre. Llamemos a la abuela y preguntémosle.»

La señora llamó a su madre y le preguntó: «¿Por qué quitabas los bordes del asado al cocinarlo?». Su madre respondió: «Umm... creo que nunca me lo había planteado... mi madre, tu abuela lo hacía siempre así».

Curiosa por lo que le diría su abuela, la llamó por teléfono para resolver este misterio culinario. Como respuesta a la pregunta de la nieta, la abuela se echó a reír y reír. «¡Yo cortaba los bordes del asado porque la carne era demasiado grande para la pobre bandeja de aquel diminuto horno de hace cincuenta años!»

Examinando lo que hace, usted puede decidir qué es lo que quiere mantener y qué puede ir descartando, como los bordes del asado. Yo le recomiendo que una vez haya decidido qué es lo que *necesita* (en oposición a lo que los otros esperan) mediante el método que acabamos de señalar de ir marcando su propio ritmo, proceda a comunicarlo a la gente que le rodea. El resto de la gente suele dar respaldo a las alteraciones de una rutina si se les avisa de las razones y de la finalidad. Desde luego, reaccionarán ante su mejor humor y menor malestar.

Martha decidió que el tiempo que podía estar lavando los platos antes de sentarse era de cinco minutos. Se las arregló para usar la alarma de su horno para saber cuándo había pasado el tiempo. También puso en la mesa de la cocina papel de escribir y su agenda con las direcciones, de manera que pudiera ocuparse de escribir la correspondencia, durante unos diez minutos, mientras descansaba. Al principio, el resto de la familia no la comprendió. Algunos se preguntaban por qué holgazaneaba de esa manera. Otros acababan de lavar los platos mientras ella se sentaba. Martha les explicó que eso era lo que ella necesitaba hacer, y les recordó (y se lo recordó a ella misma) que nadie había puesto un límite de tiempo a lavar los platos ni había reglas al respecto. Se sintió mejor acabando ella misma la tarea, y también porque se dio cuenta de que, marcando su propio ritmo, el dolor no aumentaba. Ante este éxito, fue capaz de ir determinando sus momentos «aptos» y «no aptos» para cada una de las actividades que quería llevar a cabo.

Mucha gente se queja de que resulta muy fácil y positivo establecer el propio ritmo de trabajo en casa, pero que en el trabajo «¡eso es imposible!». De hecho, se pueden aplicar las mismas ideas al entorno laboral, aunque eso requiera una mayor aportación de ideas originales o de estrategias de resolución de problemas.

Por un lado, en el trabajo hay muchas presiones externas; por el otro, encontrar su propio ritmo en el trabajo exigirá una fuerte sincronización entre sus esfuerzos y el de sus compañeros de trabajo. Normalmente yo recomiendo que una vez se identifican las diferentes tareas y sus demandas de momentos «aptos» y «no aptos», lo mejor es dibujarse un diagrama dinámico de cómo se pueden ir alternando esas rutinas a lo largo del día de manera que se lleven a cabo las actividades que uno necesita. Debe contemplar usted la alternancia entre tareas que debe realizar sentado o de pie, así como las que puede realizar solo y las que implican trabajar con más gente.

Puede resultar de gran ayuda usar las notas Post-It® para describir cada tarea y su requerimiento de rendimiento alto y bajo, y moverlas a lo largo de un papel donde esté descrita su rutina de trabajo, para organizar su día.

Otras estrategias podrían consistir en conectar la alarma de su ordenador, y dedicar unos minutos al estiramiento de músculos por cada hora de trabajo, o echarse un rato mientras escucha en su *walkman* los temas de reuniones y juntas. O tal vez necesite trabajar con un terapeuta ocupacional para establecer modificaciones en su trabajo o para que le indique un tipo de mobiliario que se ajuste a sus necesidades. De nuevo, informar a los que le rodean de que tiene necesidades específicas y de que actúa mejor con ciertas modificaciones, le permitirá hacer valer su elección y le ayudará a transmitir el mensaje de que no necesita que le salven y que la situación está bajo control. Mucha gente que le rodea no sabe qué hacer para ayudarle, así que recibir directrices por parte de usted les hará bastante más fácil la tarea de ayudarle y podrán trabajar con usted de una manera más efectiva.

Problemas comunes al empezar a marcar su propio ritmo

Si descubre que necesita horas y horas o incluso todo el día para recuperarse durante su periodo de «bajo» rendimiento, esto probablemente signifique que no ha parado a tiempo su actividad de «alto» rendimiento, o al menos no cuando lo precisaba; así, lo que necesita es práctica para aprender a responder más pronto al incremento de tensión, cansancio o dolor. Su diario de dolor, así como algunos ejercicios que describiremos más adelante, le ayudarán a sintonizar con la toma de conciencia de la sensación de dolor.

Si lo que le sucede es que se producen retrasos en el incremento de su dolor –por ejemplo, un día puede limpiar el garage sin excesivo dolor pero al siguiente le duele todo el cuerpo, incluso más que otros días– puede que esté experimentando los efectos del «descondicionamiento». El «descondicionamiento» es una combinación de la disminución de fuerza y resistencia muscular que se da como resultado de no llevar una rutina regular de ejercicio. Se trata de un problema común en pacientes con dolor crónico. En tales circunstancias, puede resultar de gran ayuda una programa regular de ejercicio/condicionamiento, ya que le permitirá aumentar su resistencia y limitar la fatiga muscular. Un programa de estas características debe contemplar el caminar, nadar, el uso de una bicicleta o un «caminador» estáticos, o la práctica de tai chi o yoga (véase «Ejercicios aeróbicos», más adelante). La elección depende, en todo caso, de dónde resida su dolor y de sus limitaciones físicas.

Recuerde también que el nivel de su dolor quizás no sea *necesariamente* correlativo con su habilidad para actuar. Mucha gente es capaz de aumentar sus actividades y su nivel funcional sin incrementar con ello el dolor. Una vez supere las molestias y las agujetas típicas de haber comenzado a hacer ejercicio de manera habitual, usted debe sentirse más activo pero no con más dolor que antes. De nuevo, los ejercicios de nivelación de sensaciones que describiremos más adelante le ayudarán a distinguir entre esas sensaciones normales y el dolor que actúa como señal de peligro. El valor que tiene el considerar todo esto reside en que usted se verá capaz de hacer más cosas incluso a pesar de su dolor y sin miedo a lesionarse, que es lo que parece inhibir la mayoría de las actividades de la gente que padece dolor crónico.

Administración del tiempo

Para conseguir resituar su propio ritmo de forma adecuada, resulta importante echar un vistazo a las cosas que hace usted al cabo del día. De esta manera podrá saber cuánto tiempo invierte exactamente en ciertas actividades.

La tarta del tiempo

Un ejercicio que resulta de gran ayuda para determinar qué es lo que se hace durante el día consiste en dibujar una tarta redonda (o «tarta del tiempo»). Divida las 24 horas del día en los periodos de tiempo que exigen sus actividades. Es decir, identifique cada actividad en un pedazo de la tarta. Por ejemplo, usted puede tener pedazos para dormir, trabajar, salir con los amigos, hablar por teléfono, leer, ver la televisión, hacer tareas de la casa, jugar con los niños, y así sucesivamente. Es una buena forma de reseñar de manera gráfica lo que realmente está ocurriendo a lo largo del día, algo de lo que la gente apenas se da cuenta. Si cada día de la semana es diferente para usted, dibuje entonces siete tartas del tiempo; si los días de la semana son diferentes a sus fines de semana, haga dos tartas: una para los días laborables y otra para los fines de semana. Dibuje su(s) tarta(s) en el espacio habilitado en esta página.

Dibuje ahora una tarta que le parezca más aceptable, a partir de los niveles de su dolor y de lo que está aprendiendo. Hágase las siguientes preguntas y escriba sus respuestas:

1. ¿Cuántas horas de mi día están consagradas a las demandas de otros? _____

2. ¿Necesitan realmente estas actividades de mi presencia, o lo que pasa es que me resisto a ir dejando el hábito? _____

3. ¿De cuántas horas de tiempo de alta calidad dispongo para recuperarme? _____

4. ¿Qué actividades puedo compartir o asignar a personas que por lo general requieren de mi tiempo? _____

5. ¿Qué actividades que por lo general no llevo a cabo me gustaría añadir a mi rutina? _____

6. ¿Qué pasos puedo seguir para convertir mi tarta actual en una tarta más aceptable?
_____
_____

Utilice este espacio para dibujar sus tartas del tiempo, tanto la real como la ideal:

Confesiones: elegir sus actividades a conciencia

La mayoría de la gente deduce su sentido de valía personal a partir de las cosas que lleva a cabo a lo largo del día. Pero, en todo caso, no debe olvidar que esta manera de definirse a usted mismo a través de sus actividades seguirá afectando a sus elecciones en cuanto a distribución de tiempo y programación de actividades. Por ejemplo, puede que le resulte muy difícil no continuar haciendo todo lo que concierne a su familia. Nunca olvidaré aquella paciente que no paraba de quejarse porque se tenía que levantar muy temprano para preparar los bocadillos de sus hijos. Cuando le pregunté por la edad de sus hijos, pensando que si se trataba de adolescentes ya tenían edad suficiente para hacerse los bocadillos ellos solos, ella respondió: «Oh, tienen ¡26 y 28 años!». Aunque el altruismo es algo muy noble, no resulta en absoluto sano ni para usted ni para los demás que se lance a ayudarles como un simple autómata o con secreta amargura. Este ayudar indiscriminadamente puede estar hiriéndole, causándole un sobreesfuerzo, de manera que el hacer algo por los demás pase por sentir que «tiene que hacerlo», más que porque «quiere hacerlo», y eso puede crear resentimiento y la sensació de estar siendo utilizada.

Otro punto que debería considerar es que el dolor puede servir como excusa para no hacer cosas que no se quieren hacer, y también como algo que impide hacer cosas que sí se quieren hacer. También se usa para controlar a los demás y para captar una atención que de otra manera los otros podrían no otorgar. A veces la gente con dolor crónico se siente culpable al descubrir estas conductas en ellos mismos. Yo personalmente creo que estas conductas son del todo inconscientes, y que son el resultado de la efectividad del dolor en su intento de obtener y devolver la atención. Entender de qué manera usted incorpora su experiencia con el dolor en su vida cotidiana puede ayudarle a elegir cuáles de sus conductas podrá someter a estudio en un futuro o deberá evitar.

De nuevo, hay opciones para usted. Ésta es su oportunidad para descubrir un nuevo «usted». Si dice «no», de acuerdo. Si dice «sí», de acuerdo. Por ahora, es suficiente con que sea consciente de sus opciones. Si usted elige seguir adelante con ciertas conductas o actividades, hágalo bajo *su* compromiso y sabiendo que la elección es suya.

Escuche a su cuerpo

Como ya se indicó al principio del capítulo, su cuerpo puede ser una fuente importante de datos. Si toma conciencia de sus mensajes corporales, podrá evitar problemas potenciales y tranquilizarse. Esta sección tratará de proporcionarle una serie de ejercicios para aprender a escuchar a su propio cuerpo. Léalos una vez e intente después llevarlos a cabo.

Los siguientes ejercicios le ayudarán a hacer o a aprender lo siguiente:

- Estirar suavemente sus músculos.
- Desplazar suavemente sus miembros a través de sus radios de acción.

- Aislar la tensión muscular.
- Reetiquetar sus sensaciones.
- Utilizar la respiración para relajar la tensión.
- Desarrollar su conciencia del cuerpo.
- Permitirle experimentar los sentimientos placenteros y cargados de energía que están asociados a un sencillo ejercicio.

Si no estira sus músculos, o no desplaza sus miembros más allá de su radio de acción, su tensión, rigidez y tirantez se verá aumentada especialmente cuando se levante por la mañana. Si limita su «ejercicio» a los movimientos insertos en su trabajo rutinario, sólo conseguirá sobreextender unos músculos que ya están sobradamente tensos. Reducirá el riesgo de lesión realizando ejercicios de manera lenta pero con un fin concreto.

Si alguno de estos ejercicios hace aumentar su dolor, usted podrá modificar el movimiento de manera que un suave estiramiento no suponga sentir más dolor. Si se siente incapaz de estirar sus músculos, pase el ejercicio (o imagínese haciendo el ejercicio de estiramiento con su mente) y avance hasta el siguiente miembro.

Etiquetar las sensaciones de sus piernas

1. Siéntese cómodamente en una silla.
2. Coloque el pie derecho frente a usted y levántelo del suelo. Siga respirando lenta y regularmente. ¿Cómo describiría la sensación que le invade? ¿Tirantez, estiramiento, quemazón, molestia? (Evite usar la palabra «dolor» o «duele»; estos términos son demasiado vagos. Aprender a describir las sensaciones de una forma más específica puede darle pistas de sus causas y efectos, de manera que vaya encaminándose paulatinamente hacia remedios más específicos.) En este momento, ¿de dónde provienen exactamente estas sensaciones? ¿De la pierna apoyada, a lo largo del pie en su parte superior, alrededor de la rodilla?
3. Ahora, mientras se centra en el pie derecho, tome conciencia de la tensión que puede haber en la pierna izquierda, brazos, o cara mientras mantiene el estiramiento. Asegúrese de que solamente la pierna derecha está tensa, y relaje el resto del cuerpo. Siga respirando lenta y regularmente.
4. Haga una inspiración profunda. En la espiración, libere la tensión de la pierna derecha, apoyando de nuevo el pie derecho en el suelo.
5. Cierre los ojos. ¿Cómo siente la pierna derecha en comparación con la pierna izquierda? ¿Cálida, como con un hormigueo, cansada, vibrante?
6. Coloque ahora la pierna izquierda frente a usted y levántela del suelo. Asegúrese de que creando esta tensión no implica a sus brazos o a la cara, y continúe respirando regularmente. ¿Qué sensaciones tiene? ¿Tirantez, quemazón, molestias?
7. Haga una inspiración profunda. En la espiración, libere la tensión de su pierna izquierda, dejando de nuevo el pie izquierdo en el suelo.
8. Cierre los ojos y compare cómo siente ahora sus piernas derecha e izquierda.

Etiquetar las sensaciones de sus brazos

Mientras ejercita los brazos, asegúrese de que las piernas y la cara no se ven implicados en la tensión. De nuevo, continúe respirando de forma lenta y regular.

1. Cierre el puño de su mano derecha y mantenga el brazo derecho frente a usted. ¿Cómo describiría las sensaciones que le invaden? ¿Dónde localizaría estas sensaciones?
2. Tome aire profundamente. En la espiración, relaje el puño y deje salir la tensión. ¿Cómo siente el brazo derecho en comparación con el izquierdo?
3. Ahora cierre el puño de la mano izquierda y mantenga el brazo izquierdo frente a usted. ¿Qué sensaciones acuden? ¿Dónde las localizaría?
4. Tome una inspiración profunda. En la espiración, relaje el puño y deje salir la tensión. ¿Cómo siente el brazo izquierdo en comparación con el derecho?

Etiquetar las sensaciones de los hombros

Como en los otros ejercicios, éste lo debe realizar lentamente, acompañado de profundas respiraciones.

1. Coloque las yemas de los dedos de ambas manos en sus repectivos hombros.
2. Levante los codos hacia los lados, y haga girar los codos como si estuviese describiendo círculos en el aire.
3. Haga un movimiento circular con los codos en cada respiración, de manera que cada círculo completo conlleve una sola respiración. Asegúrese de que la tensión está sólo en los hombros y en la parte superior de la espalda.
4. Dibuje los círculos cinco veces en una dirección, y de nuevo otras cinco veces en la dirección contraria.
5. Tome aire profundamente. En la espiración, suelte delicadamente sus manos hacia abajo.
6. Cierre los ojos e intente descubrir algún tipo de sensación en la nuca, en el cuello o en los hombros (cansancio, molestias, vibraciones, quemazón).

Etiquetar las sensaciones de su cara

Como en ejercicios anteriores, la respiración es muy importante; ahora, sin embargo, puede resultar un poco más complicado debido a los movimientos faciales implicados en este ejercicio.

1. Imagine que acaba de morder un limón, así que contraiga la cara.
2. Sienta la tensión en su cara, y compruebe si el resto del cuerpo continúa relajado.

3. Continúe respirando de forma lenta y regular. (¡Puede resultarle algo duro con su nariz arrugada!)
4. Respire profundamente. En la espiración, relaje la cara.
5. Cierre los ojos. Seguidamente haga un repaso de todo su cuerpo mediante un «barrido corporal». O sea, utilice su mente como un *flash* e ilumine cada parte de su cuerpo que acaba de ejercitar. Libere cualquier tensión residual respirando hacia el área afectada, y soltando la tensión en la espiración. ¿Cómo se siente?

Puntúe su dolor

El siguiente ejercicio le ayudará a traducir en números sus sensaciones físicas. Esto le será muy útil, especialmente si tiene dificultades para otorgar una puntuación a su dolor en su diario de dolor.

Utilice una escala de 0 a 10 para el puño. Un 0 equivaldrá a una mano cerrada sin presión, y un 10 a la máxima presión en su puño. Una vez termine de leer las instrucciones y antes de seguir adelante, haga el ejercicio.

1. Cierre el puño con intensidad 5. ¿Cómo describiría las sensaciones que tiene? ¿Dónde las localizaría?
2. Relaje el puño.
3. Ahora ciérrelo con intensidad 2. ¿Qué sensaciones tiene ahora? ¿Dónde? ¿Qué hace diferentes los puños 2 y 5?
4. Ahora cierre el puño con intensidad 9. ¿Qué sensaciones tiene? ¿Dónde? ¿Qué hace diferentes a los puños 5 y 9?
5. Relaje el puño.

Asegúrese de realizar este ejercicio antes de seguir adelante.

Ofrecemos a continuación algunos comentarios de pacientes de nuestro programa que realizaron este ejercicio:

«La sensación es algo relativo, lo mismo que el dolor».

«El dolor número 2 es más tolerable que el número 5, pero incluso el 5 es más tolerable que el dolor 9.»

«El dolor número 2 es más localizable, y parece que se va extendiendo hacia otras áreas a medida que sube el nivel de tensión... Cuanto más grande es el dolor, mayor es la disfunción asociada a él, tanto física como emocionalmente.»

Gran parte de esa extensión del dolor tiene que ver con la tensión adicional o con el aire retenido que aparece en la respuesta al dolor –como se describe en el ejercicio de concentración en la respiración, del capítulo 3 (ejercicio de respiración con el pecho)–. La sensación de dolor se convierte en el punto focal de atención, que a su vez aumenta la conciencia, y a su vez el trastorno, y a su vez la tensión, y así sucesivamente. En cambio, usted puede hacer una respiración profunda y dejar salir el aire lentamente.

Aplique estos conceptos a la puntuación de su dolor. Vea si puede discernir los matices de lo que una vez creyó que era una sola sensación y ahora resultan ser muchas. Una vez llegue a desarrollar la toma de conciencia de la tensión que aparece como resultado de mantener la respiración o de respirar superficialmente, así como las sensaciones normales de tirantez o «dolores agradables» que forman parte del comienzo de una rutina en la ejercitación, se encontrará en una posición privilegiada para realizar actividades y ejercicios de una manera segura. (También le ayudará, en este proceso de sensibilización, asegurar una práctica continuada de técnicas de RR.) Si lo máximo que puede hacer en el nivel básico son los ejercicios de atribución de sensaciones, notará una mejora en sus músculos, huesos y articulaciones.

Utilice su cuerpo para cambiar de humor

A veces tengo que reírme para mis adentros cuando mis pacientes me confiesan que no pueden contar a sus amigos o a los miembros de su familia que han tenido un mal día. Es la misma gente que está sentada frente a mí con sus hombros caídos y su frente tensa. Hacen muecas cada vez que cambian de postura y no paran de suspirar. ¿Quién toma el pelo a quién?

La gente se comunica con elementos que no tienen nada que ver con las palabras, y usted no es una excepción. Estas conductas sutiles son comunicaciones determinadas con el mundo exterior, y a veces el mundo exterior está a la escucha. Pero en ocasiones esa manera de ser sutil y poco directo lleva a los otros a ignorar lo que se sienten incapaces de cambiar, o les lleva a interpretar sus acciones o conductas incorrectamente. La gente juzga por apariencias, y la mayoría no se puede imaginar viviendo con dolor crónico. Dar mensajes ambiguos con su cuerpo y con sus palabras puede crear una mayor confusión a usted mismo y a los que están con usted. Cuando usted asume ciertas posturas corporales y expresiones faciales, como las que acabamos de describir, puede estar reforzando emociones negativas y haciendo su situación incluso peor de lo que ya es.

Pruebe con este sencillo ejercicio:

1. Levante las cejas y enseñe los dientes.
2. Mantenga esta postura durante 30 segundos. ¿Qué clase de pensamientos atraviesan su mente? (No cuentan los que le hacen parecer un payaso.)
3. Relájese.
4. Junte ahora sus cejas y apriete la boca y los puños. ¿Qué está pensando ahora?

La primera expresión se asocia generalmente con felicidad, y la segunda con ira o rabia. ¿Cómo se ha sentido? El psicólogo Paul Ekman y sus colegas (véase «Lecturas suplementarias») han demostrado que adoptar estas expresiones faciales está asociado con cambios psicológicos específicos de humor, especialmente de tristeza, felicidad e ira. Cuantas más partes del cuerpo incluya en la creación de estas expresiones, mayor es la conexión emocional.

Veamos ahora el último ejercicio de este capítulo. Puede resultarle algo incómodo, pero es importante, y además le pone en contacto con su conexión mente-cuerpo. Si la primera posición le resulta demasiado difícil, inténtelo en la cama en lugar de en la silla, y adopte una posición fetal –las rodillas hacia el pecho y la cabeza baja hacia el pecho.

1. Siéntese en una silla.
2. Mueva la cabeza hacia abajo, levante los hombros, cruce los brazos frente a usted y cruce las piernas.
3. Cierre los ojos durante un minuto. ¿Qué siente emocionalmente? No utilice la palabra «dolor», y limítese a la descripción de emociones, no de sensaciones físicas.
4. Relájese.
5. Ahora levántese y coloque sus pies de forma que queden separados, aproximadamente siguiendo la anchura de su cadera.
6. Mantenga bajos los hombros, la cabeza alta, la cara mirando al frente, y los brazos abajo con las palmas abiertas, mirando hacia delante.
7. Cierre los ojos. ¿Qué siente ahora?

La primera postura está asociada a un amplio rango de emociones, como por ejemplo:

- Tristeza.
- Miedo.
- Indefensión.
- Necesidad de seguridad.
- Necesidad de salvaguarda.

La segunda posición está asociada generalmente a estos sentimientos:

- Sentirse capacitado.
- Exponerse.
- Actitud positiva.
- Sentimiento de control.

Al igual que sucede con sus percepciones de dolor, el amplio rango de respuestas a la postura corporal refleja el complejo lenguaje cuerpo-mente que usted ha ido aprendiendo automáticamente a lo largo de los años. He aquí por qué la gente a veces experimenta reacciones emocionales fuertes durante terapias de masaje o con ciertos procedimientos de fisioterapia. Esta impronta muscular en las emociones, o en viejos hábitos, constituye también el principio que se esconde tras numerosas terapias motrices, en particular la terapia de Feldenkrais y Alexander.

Cuando se sienta triste intente cambiar su expresión facial y su postura corporal hacia otras asociadas a la felicidad y la alegría. Vea cuánto le cuesta mantenerse triste. Y si por el momento está condenado a sufrir, exagere su expresión de sufrimiento y su postura aún más. No olvide añadir alguna mueca. Si lo hace a conciencia, le sorprenderán los resultados. A la desdicha le encanta la compañía, incluso si es la propia.

Ejercicio aeróbico

El ejercicio aeróbico realizado tres veces a la semana resulta de gran ayuda para mejorar su salud en general, y de manera especial para el corazón y el funcionamiento de los pulmones. Puede ayudar también a controlar el peso. El ejercicio aeróbico («aeróbico» significa literalmente «que requiere oxígeno») aumenta la tasa cardíaca a través de movimientos del cuerpo sostenidos a una intensidad moderada. Se consideran ejercicios aeróbicos actividades como el andar rápido, nadar o practicar la bicicleta estática. Los trastornos asociados a una vida sedentaria, por ejemplo, trastornos cardíacos, obesidad y osteoporosis, son abundantes. Puede reducir el riesgo de desarrollar uno de estos trastornos practicando un ejercicio aeróbico de manera regular. Por el hecho de que usted sienta dolor no tiene porqué olvidar su salud general y su bienestar (de hecho, más bien es al contrario).

El psiquiatra James Rainville y sus colaboradores han descubierto que la percepción del dolor y la habilidad de implicarse en ciertas actividades no son comparables (particularmente en pacientes con dolor de espalda tipo lumbago), probablemente porque la mayoría de las percepciones son subjetivas. Gran parte de la gente que sufren dolor tienen miedo a moverse porque temen que el dolor aumente o que se lesionen todavía más. Sin embargo, quedándose quietos, haciendo estiramientos, o implicándose en determinados ejercicios, se están arriesgando más a una nueva lesión o a dejar de estar en forma. Si usted hace ejercicio con cuidado y poco a poco, su estado no empeorará. Si tiene dudas acerca de lo que puede hacer o de cómo proceder, consulte a su médico o a su fisioterapeuta.

Para la gente que sufre dolor pueden resultar especialmente beneficiosas las actividades realizadas dentro del agua, ya que el 70 % de los efectos de la gravedad desaparece en el agua. Pero cuidado: dado que los movimientos son mucho más fáciles en el agua, se corre el riesgo de sentirse tentado a practicar durante más tiempo y más duramente. Es mucho mejor comenzar haciendo mucho menos de lo que pensamos que se puede hacer, e incrementar gradualmente la intensidad de los ejercicios acuáticos a medida que progresamos.

Otros ejercicios que pueden proprcionarle buenos resultados son:
- Practicar en una bicicleta estática.
- Caminar sobre un «caminador» estático.
- Practicar esquí de fondo *indoor.*

- Caminar (es particularmente un buen ejercicio, dado su nulo coste, y por que puede practicarse tanto en el interior como en el exterior).
- Yoga o tai chi. (Estos ejercicios resultan de gran ayuda para la gente con dolor, ya que son lentos, tienen algún propósito, y están coordinados con la respiración. También pueden adaptarse fácilmente a la gente con limitaciones en el movimiento. Sin embargo, es importante proporcionar instrucciones individuales y trabajar con un instructor que pueda ir adaptando las posiciones a sus necesidades.)

Mis colegas y yo insistimos en nuestra recomendación a la gente que sufre dolor crónico de que practique algún tipo de ejercicio aeróbico y de estiramientos en su rutina diaria, para la salud de sus cuerpos y de sus mentes.

Actividades placenteras

Pequeñas cosas

La mayoría de nosotros
nos quedamos sin los grandes premios de la vida.
El Pulitzer. El Nobel. El Oscar. Un Tony. Un Emmy.
Pero todos somos candidatos
a los pequeños placeres cotidianos.
Una palmada en la espalda.
Un beso
detrás de la oreja.
Una trucha de dos quilos. Una luna llena.
Una plaza de aparcamiento.
Una fogata. Una gran comida. Una puesta de sol increíble.
Una sopa caliente.
Una cerveza fría.
No te empeñes en conseguir los más importantes galardones.
Disfruta las pequeñas delicias.
De ésas hay un montón para todos nosotros.

ANÓNIMO

Las actividades placenteras deben formar parte de una vida normal, aunque para la mayoría de la gente que sufre dolor crónico esto no es así. Algunos pacientes se sienten tan mal respecto a su dolor y a su incapacidad de llevar una «vida productiva», que no pueden implicarse, incluso si lo desean, en actividades placenteras. No sienten que merezcan ningún placer.

Pero la verdad es que si usted cree que no se siente capaz de llevar a cabo ninguna actividad placentera, cualquier sugerencia para aumentar su actividad general resultaría del todo infructuosa. Es más fácil comenzar por implicarse en algún tipo de actividad que le produzca placer. (Véase el libro *Healthy Pleasures* en la sección de «Lecturas suplementarias» al final de este capítulo.)

Existen muchas maneras de llevar a cabo actividades placenteras, pero le aconsejamos que para empezar busque algo con alguna finalidad, a conciencia, y que le reporte bienestar. Puede ser algo tan sencillo como dar de comer a los pájaros, contemplar la puesta de sol, o mirar a los niños mientras juegan. No tiene porqué ser un paseo, pero también podría serlo. Es el tipo de cosas que dan sentido a cada día. Aquí la clave reside en que sea algo con un determinado *propósito y que sea consciente*. Como decía el filósofo Epicteto: «¡Por Dios! Practica en las cosas pequeñas, y entonces actúa en lo grande».

Tome además un papel activo en la creación de su propia felicidad. Participar de la idea de alguien acerca de una actividad placentera no cuenta, a menos que usted también disfrute de esa actividad o del placer de esa persona. Además, una vez haya llevado a cabo su actividad placentera, no pase diez minutos lamentándose por haberla hecho. Si lo debe contar, que sea para describir cuánto le ha gustado.

Posiblemente se sienta intimidado por tener que salir a buscar una actividad placentera. A veces, sustituirla por palabras como «satisfacción» o «belleza» en lugar de placer ayuda bastante. Busque algo que le pueda satisfacer, o algo que posee una belleza que usted pueda identificar.

Una vez haya descubierto y disfrutado de una actividad placentera, intente compartirla con alguien. Por ejemplo, si acaba de ver una preciosa salida de sol mientras se dirigía al trabajo, coméntesela a su compañero de trabajo. Parece que la gente está siempre dispuesta a soltar toda su letanía de quejas y decepciones, pero es increíble constatar con qué facilidad se contagia la capacidad de compartir experiencias placenteras. Ésa es también una perfecta manera de empezar la conversación en la cena. Dé a cada uno la oportunidad de comentar el pequeño placer que ha detectado en ese día. La vida toma un giro completamente diferente cuando usted se implica como participante activo en ella.

En resumidas cuentas, está muy bien hacer algo placentero y bueno para usted. Además, ¡usted se lo merece!

Resumen

Marque su propio ritmo

- Puede incrementar sus niveles de actividad y disminuir su dolor al implicarse regularmente en actividades rutinarias consistentes en momentos «aptos» y «no aptos». (Por ejemplo, alternancia entre actividades de más y de menos demanda física.)
- Cuando el cuerpo no se encuentra en un estado constante de abatimiento, existe la posibilidad de recuperarse de manera más efectiva.

Distribución del tiempo

- Dibujar una «tarta del tiempo» puede ayudarle a identificar sus actividades diarias y el tiempo que les dedica; le proporciona una descripción gráfica de cómo distribuye usted el tiempo a lo largo del día.
- Eche un vistazo a cada actividad, y examine por qué se implica en ellas.
- Asegúrese de incluir ciertos momentos de alta calidad para recuperarse en su esquema.
- Considere la posibilidad de pedir ayuda a otras personas que estén en disposición de ayudarle.

Escuche a su cuerpo

- Su cuerpo puede ser una fuente de datos muy importante; escuchar a su propio cuerpo y etiquetar sus propias sensaciones puede ayudarle a desarrollar una toma de conciencia de su cuerpo que le permitirá incrementar los niveles de actividad de una manera segura, y también intervenir en el proceso de generación de la tensión mucho antes de lo que usted podría en otras circunstancias.
- Suaves estiramientos musculares que impliquen desplazamientos de sus miembros a través de su radio de acción, le ayudarán a definir sensaciones en diferentes partes de su cuerpo.
- Estos ejercicios también le ayudarán a relajar el estrés, la tensión y la debilidad asociados generalmente a la ausencia de actividad.
- Aprender a no etiquetar como dolorosas todas las sensaciones de su cuerpo puede ayudarle a establecer sus propias actividades, como el ejercicio, de una manera más realista.

Utilice su cuerpo para cambiar de humor

- Las posturas corporales y expresiones faciales pueden tanto reforzar negativamente sus emociones como elevar su espíritu.
- Usted tiene la capacidad de cambiar la manera en que se siente a través de la observación de cómo su cuerpo se comunica con el mundo exterior.

Ejercicio aeróbico

- Un ejercicio aeróbico realizado tres veces por semana puede ayudar a mejorar su salud general, y de manera particular su corazón y el funcionamiento de sus pulmones. También le ayudará a controlar su peso.
- Los ejercicios acuáticos son muy útiles, ya que cerca del 70 % de los efectos de la gravedad desaparece en el agua.

- Otros ejercicios que pueden darle excelentes resultados son:

  - Practicar en una bicicleta estática.
  - Caminar sobre un «caminador» estático.
  - Practicar esquí de fondo *indoor.*
  - Caminar.
  - Yoga o tai chi.

Actividades placenteras

- Las actividades placenteras deben llevarse a cabo con algún propósito y de manera consciente. Le ayudan a sentirse implicado con lo que le rodea y dan sentido a sus días.
- Cuando haya descubierto una actividad placentera, compártala con alguien.
- Usted merece llevar a cabo alguna actividad placentera, tanto para su salud física como para la mental.

Tareas de exploración

1. Relea este capítulo y lleve a cabo los diferentes ejercicios que se presentan, si es que todavía no los ha hecho.
2. Anote una meta que quiera conseguir de todo lo que aparece en este capítulo. Como en el ejercicio de establecimiento de metas que se presentó anteriormente, asegúrese de que la meta sea una tarea conductual que pueda medirse en términos de los pasos que *usted* seguirá para conseguirla. He aquí un ejemplo:

Meta: *realizar los estiramientos descritos en la sección «Escuche a su cuerpo» tres veces al día.*

Pasos que se deben seguir para conseguir esta meta:

   A. *Utilizar la silla de la cocina.*
   B. *Colocar las instrucciones en otra silla, frente a mí.*
   C. *Realizar los estiramientos justo antes de mis técnicas de RR.*

Ahora le toca a usted.

Meta: _____

Pasos que se deben seguir para conseguir la meta:

A. _____

B. _____

C. _____

D. _____

Anote ahora sus planes de contingencia. Es decir, identifique los obstáculos que pueden aparecer mientras intenta conseguir su meta. ¿Qué soluciones puede plantearse para asegurar el éxito de la meta que se ha propuesto? Consulte el capítulo 3 («Conexión mente-cuerpo») para una explicación más detallada de los planes de contingencia, si la ha olvidado.

	Obstáculos	**Soluciones**
A.	_____	_____
B.	_____	_____
C.	_____	_____
D.	_____	_____

3. Identifique algún tipo de ejercicio de estiramiento que usted pueda realizar cada día.

¿Qué va a hacer? _____

¿Con qué frecuencia se siente capaz de hacerlo? _____

4. Identifique algún tipo de ejercicio aeróbico que pueda llevar a cabo al menos tres veces a la semana.

¿Qué va a hacer? _____

¿Con qué frecuencia se siente capaz de hacerlo? _____

5. Continúe con una de las técnicas básicas de RR (véase el capítulo 3) al menos una vez al día.

6. Escoja una actividad placentera e implíquese en ella al menos una vez a la semana. Compártala con alguien.

Haga una lista de las actividades placenteras que le gustaría intentar:

_____

_____

_____

_____

(No olvide los placeres espontáneos, como escuchar la risa de los niños, o disfrutar de un día soleado.)

7. Durante sus actividades diarias, tómese algún momento para rellenar los cuadernos de trabajo para señalar sus propias actividades, que se encuentra al final del libro. Anote primero su nivel basal de dolor y los minutos que puede dedicar a una actividad antes de que la sensación de dolor aumente en uno o dos puntos («momento apto»). Entonces cambie de actividad durante el suficiente tiempo para permitir que la sensación de dolor descienda otra vez hasta el nivel basal, y anote los minutos que ha necesitado para ello («momento no apto»). Utilice una escala de 0 a 10.

No se diga a usted mismo: «Venga, un plato más y lo dejo» (o un minuto más, o un ejercicio más...) antes de parar. Utilice recursos externos como alarmas para advertirse de que se acabó el tiempo para las actividades «aptas» o «no aptas».

A medida que avance en este programa, usted necesitará redefinir estos momentos «altos» y «bajos» periódicamente, ya que aumentará su resistencia al tiempo que descenderá su tensión. Haga copias del cuaderno que se ofrece al final del libro, y así podrá reescribir su distribución de tiempo mensualmente.

Lecturas suplementarias

Los siguientes libros y artículos proporcionan información adicional sobre ejercicio, toma de conciencia del cuerpo y placeres saludables:

1. Rober Ornstein y David Sobel, *Healthy Pleasures,* Reading, MA, Addison-Wesley, 1989.
2. James M. Rippe y Ann Ward, *Rockport's Complete Book of Fitness Walking*, Nueva York, Prentice-Hall Press, 1989.
3. Lorna Bell y Eudora Seyfer, *Gentle Yoga*, Berkeley, CA, Celestial Arts, 1987.
4. Paul Ekman, Robert Levenson y Wallace Friesen, «Automatic Nervous System Activity Distinguishes among Emotions», *Science*, 221, 1208-1210, 1983.
5. Francis J. Keefe y Karen M. Gil, «Behavioral Approaches in the Multidisciplinary Management of Chronic Pain: Program and Issues», *Clinical Psychology Review*, 6, 87-113, 1986.
6. James Rainville, David Ahern, Linda Phalen, Lisa Childs y Robin Sutherland, «The Association of Pain with Physical Activities in Chronic Low Back Pain», *Spine*, 17, 1060-1064, 1992.

CAPÍTULO 5

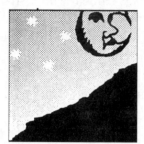

Alimentación y dolor

¿Por qué hablamos de alimentación?

¿Por qué incluir un capítulo sobre nutrición en un libro sobre control del dolor? Bien, hay tres razones. Primero, unos buenos hábitos alimenticios son necesarios para una buena salud, así como el ejercicio y la práctica de relajación; el programa que tratamos de describir en este libro contempla a la persona completa, tal como lo hace el dolor. En segundo lugar, ciertas conductas alimenticias pueden afectar directamente a los niveles de dolor (lo discutiremos más adelante con mayor detalle). Tercero, hoy en día las terapias referentes al dolor están en deuda con respecto a la alimentación. Por eso este punto merece un comentario adicional en este libro.

La cultura norteamericana está obsesionada con las dietas, el peso y la comida; son pocos los norteamericanos que consideran el comer simplemente como una parte de la supervivencia diaria. Debido a la tremenda accesibilidad a la comida, y la obsesión nacional que suponen los hábitos alimenticios, la gente se ve obligada a buscar ansiosamente remedios como dietas y otros suplementos. Además, ha ido apareciendo una creciente insatisfacción respecto a la medicina organizada, particularmente hacia aquella que trata el trastorno crónico, y los pacientes se van decantando por terapias más «naturales», «holísticas», como por ejemplo las terapias con megadosis de vitaminas, ayunos, y lavados de estómago. El lenguaje usado para justificar las propiedades de algunos de estos tratamientos nutricionales parece científico, pero pocas más evidencias existen en su defensa que las de los testimonios de sus propios pacientes.

Aquí intentaremos mostrar algunas de las dificultades encontradas en diversos estudios sobre las terapias nutricionales, y que muestran por qué deben prescribirse y evaluarse con cuidado. Un examen detenido realizado en revistas especializadas acerca del proceso de digestión y absorción de los componentes de los alimentos muestra que el proceso alimenticio no es algo especialmente sencillo. Por ejemplo, el cuerpo sólo absorbe elementos de los alimentos en cantidades determinadas y sólo cuando realmente los necesita, y otros se absorben sólo si se encuentran disponibles otros componentes necesarios para la digestión en la misma comida. Añádase a esto la complejidad que supone pedir en estudios nutricionales que cada sujeto coma lo mismo –mientras en cada una de estas personas se dan unas necesidades metabólicas particulares– durante el tiempo necesario para observar cambios en algunos de los síntomas, y se podrá constatar que esta tarea no es nada fácil.

El síndrome relativo al dolor que ha sido estudiado con mayor detenimiento en cuanto a las influencias que recibe por parte de la dieta es la artritis reumatoide. Se han considerado tanto el sistema inmunitario y sus respuestas inflamatorias como las respuestas de hipersensibilidad (o alergias). Dos artículos de 1991 publicados en la revista científica *Rheumatic Disease Clinics of North America* (véanse las «Lecturas suplementarias») proporcionan orientaciones futuras para este campo de estudio. El artículo de Panush garantiza investigaciones ulteriores, al establecer que, *en algunas personas*, existe esta relación entre alergias alimenticias y desarrollo de la artritis reumatoide. El artículo de Darlington continúa en esta línea de investigación, presentando algunas terapias dietéticas para la artritis reumatoide en el contexto de eliminar los alimentos que se supone están induciendo hipersensibilidad (alergia). Los estudios que se refieren a estas dietas implican una considerable conformidad por parte de los pacientes, a quienes se somete a una dieta espartana o incluso al ayuno, avanzando hacia la «fase de exclusión», que supone la eliminación de todos aquellos alimentos considerados culpables (como la leche o productos con trigo). Después de esta «fase de exclusión», se da la «fase de reintroducción» (se van introduciendo los alimentos previamente eliminados, pero esta vez uno a uno, y los médicos van observando la evolución de los síntomas). Lo ideal sería que, después de la identificación de productos no tolerados, se diera una tercera fase, en la que se asegurara la no presencia del llamado «efecto placebo», es decir, los cambios basados en la creencia por parte del paciente de que está pasando algo. Para ello se necesitaría contar con ciertos sujetos que comieran alimentos en principio no tolerados, pero de una manera no reconocible por parte de la persona que suministra los alimentos al paciente. Éste es el llamado «estudio de doble ciego». Si incluso en una situación así los síntomas aparecen, entonces es seguro que los alimentos deben ser retirados de la dieta. Obviamente, esta dieta sólo puede administrarse bajo la supervisión de un médico o de un dietista especialista en esta área.

Con respecto a otros síndromes de dolor crónico, no existe evidencia de que la alergia a ciertos alimentos pueda estar jugando un papel relevante, o de que se pueda conseguir alguna mejora significativa a partir de dietas suplementarias extremas (por ejemplo, megadosis de vitaminas o de minerales, o extractos de hormonas animales y de hierbas, etc.) o eliminativas (dietas exentas de levaduras). En otras palabras, la investigación no ha conseguido todavía suficientes pruebas de que estos tratamientos funcionan como para recomendarlas a los pacientes. Es más, a menudo existe la posibilidad de nuevos daños asociados a estos tratamientos (deficiencias dietéticas, desequilibrios, toxicidad, sin contar con el enorme coste que suponen para los pacientes). Personalmente yo apruebo el estudio cuidadoso de terapias nutricionales, y recomiendo mantener siempre una mentalidad abierta respecto a la posibilidad de que en el futuro algunos pacientes sean capaces de controlar sus síntomas relativos al dolor con ayuda de la manipulación de su dieta.

De forma provisional, y mientras todos esperamos prontas clarificaciones, no está de más tomar nota de algunas recomendaciones nutricionales básicas para mejorar su salud general y que de paso le sirvan de ayuda para el control de su dolor. Y esto es lo que vamos a explorar en las páginas que siguen.

Dos principios importantes

Podríamos resumir la idea desde la que se enfoca este capítulo con dos eslóganes: «Cuanto más fresco, mejor» y «Moderación». Estas dos sencillas recomendaciones pueden ser mucho más difíciles de seguir de lo que usted cree, especialmente dada la facilidad con la que se dispone de alimentos preparados y comidas rápidas, por ejemplo; el ritmo de vida frenético que parecemos llevar, que nos deja prácticamente sin tiempo para preparar comidas; y también por la enorme sensación de alivio que tiene la gente con dolor cuando come.

«Cuanto más fresco, mejor» trata de recordarle que la mayoría de nuestras comidas están preparadas por otros antes de que lleguen a nuestras casas, y que además tienen sal añadida, azúcar, grasas saturadas, conservantes y colorantes artificiales. Además, una producción tan elaborada suele disminuir la cantidad de fibra y de elementos nutritivos. Normalmente la manipulación de los alimentos va dirigida a proporcionarles una mayor duración, y a hacerlos coincidir con los gustos del consumidor, que durante mucho tiempo ha estado comiendo una dieta rica en grasas y en sodio pero muy baja en fibra. Sin embargo, hoy más que nunca tenemos la evidencia de que una dieta baja en fibra y alta en sodio sitúa a las personas en riesgo de desarrollar trastornos del corazón o algunos cánceres, como el de colon o de pecho, alta presión sanguínea y obesidad. Ésta puede aumentar el riesgo de contraer enfermedades degenerativas en las articulaciones, especialmente en las extremidades inferiores lo que tiene que ver con la gente que está sufriendo dolor crónico, ya que le puede complicar el problema del control del dolor.

Al hablar de «moderación» lo hacemos en un sentido amplio, y probablemente la mejor manera de definirlo sea a partir del resultado final: un peso estable apropiado a su altura y constitución. Para mantener un peso estable resulta de gran ayuda comer, a intervalos regulares de tiempo, una variedad de comida que provenga de los cuatro grandes grupos de alimentos básicos (que presentaremos seguidamente), y en cantidades que se ajusten a las necesidades calóricas de su metabolismo y de las actividades que realiza. Aprender a contar los gramos de grasa puede ayudarle a preservar su dieta de hábitos que puedan hacerle ganar peso (véase la sección de grasas, más adelante, para saber cómo hacerlo). También le será de gran ayuda, para mantener la moderación en su dieta habitual, darse cuenta de que hábitos tales como saltarse comidas, hacer la comida más copiosa por la noche, o picar alimentos ricos en grasa entre horas (patatas fritas, helados, dulces, caramelos) sólo contribuyen a aumentar los problemas de peso. El cuerpo parece poseer una sabiduría natural para elegir y tomar lo que va necesitando cuando lo necesita, si no se encuentra permanentemente sometido a excesos.

Requisitos nutricionales básicos

Hay numerosos estudios dedicados a profundas discusiones sobre los requisitos fundamentales en nutrición para mantener una buena salud. Algunos de estos estudios se citan en el listado de «Lecturas suplementarias» que se encuentra al final de este capítulo. Por ahora me limitaré a subrayar las últimas recomendaciones oficiales. Tras la presentación de estas líneas maestras, pasaremos a discutir los aspectos más directamente relacionados con el dolor.

En 1990, un informe del Departamento de Agricultura y del de Salud y Servicios Humanos de los Estados Unidos recomendaba a los ciudadanos ingerir una variedad de comidas a partir de cuatro grupos básicos de alimentos:

- Leche y otros productos lácteos.
- Carne y otros sustitutos de la carne.
- Frutas y verduras.
- Cereales, panes y otros productos de grano.

Se recomienda a las personas adultas sanas incluir en su dieta diaria por lo menos tres raciones de verdura, dos raciones de fruta, seis raciones de grano, dos raciones de carne o sustitutivos (véase «Proteínas», más adelante) y dos raciones de leche o de otros productos lácteos. Se trata de recomendaciones mínimas, pero deben considerarse de manera especial las necesidades para niños, adolescentes, mujeres embarazadas o en periodo lactante.

Estos cuatro grupos básicos de alimentos nos proporcionan los siguientes nutrientes:

- Hidratos de carbono.
- Proteínas.
- Grasas.
- Vitaminas y minerales.

Hidratos de carbono

Los carbohidratos se pueden clasificar en «simples» o «compuestos». Los simples son los azúcares, como el azúcar de mesa, la miel y los jarabes. Se recomienda un uso moderado de azúcares simples, o sea en cantidades pequeñas. A pesar de que el azúcar tiene muy mala reputación en la cultura norteamericana, el principal problema reside no en el azúcar en sí sino en lo que suele acompañar al azúcar, como las grasas en los pasteles o en los helados. Desde luego comerse una fruta resulta una elección más sana y que satisface por igual a un paladar dulce.

Los carbohidratos compuestos son el resultado de la repetición de cadenas de moléculas de azúcar. Un ejemplo de carbohidrato compuesto es el almidón. Como excelentes fuentes de carbohidratos compuestos encontramos las verduras y vegetales, o los granos, que proporcionan a su vez fibra, vitaminas y hierro. Los carbohidratos compuestos son una importante fuente de energía, y es recomendable que ocupen un lugar destacado en nuestra ingestión diaria de calorías.

Proteínas

Las proteínas se forman a partir de unidades de aminoácidos. El cuerpo digiere y rompe estos aminoácidos, y después los usa ya sea como fuente directa de energía para la formación de proteínas. Las proteínas conforman el bloque donde se construyen las enzimas, las hormonas y el tejido muscular. La carne y sus sustitutivos nos proporcionan grandes cantidades de proteínas. En el grupo de los sustitutos quedan incluidas las legumbres (judías, lentejas o guisantes), el pescado, los mariscos, los huevos y los frutos secos. La carne como fuente de energía en sí misma es buena, pero su reputación ha perdido muchos enteros debido al gran nivel de hormonas y antibióticos que contiene (se dan a los animales todavía vivos), y es una gran fuente de grasas saturadas y de colesterol; además, en el pasado solía asociarse a dietas con baja variedad nutritiva («carne con patatas»). En la actualidad, además, mucha gente está optando por usar sustitutivos de la carne, por muy diversas razones (convicciones religiosas, costes cada vez más altos de la carne, tanto en el nivel económico como en el ecológico, y también debido a una creciente sensibilización hacia los derechos de los animales).

Grasas

Las grasas se forman a partir de sustancias llamadas «ácidos grasos» y «glicerol». Los ácidos grasos pueden ser saturados, polisaturados o monosaturados; cuanto menos saturados están, son más saludables. El glicerol es el «conector» que junta los ácidos. Las grasas se usan para disponer de energía y se almacenan muy fácilmente en el cuerpo; de hecho, todos conocemos ya sus lugares preferidos para almacenarse: los muslos, el abdomen y las nalgas. Hoy en día las dietas más de moda optan por observar la ingestión de grasa y no solamente la de calorías, como en el pasado. Pese a que la ingestión óptima de grasas en una dieta sana se mueve alrededor de un 30 % de las calorías diarias, para perder peso se suele pedir una restricción más severa. Las mujeres pierden peso cuando disminuyen la ingestión de grasas entre 20 y 40 gramos por día, y los hombres entre 30 y 50 gramos por día.

Para calcular su tolerancia diaria de grasa, multiplique la ingestión de calorías diarias que necesita para mantener estable su peso por el porcentaje de grasa recomendado, normalmente el 30 %. Por ejemplo, para unas necesidades de 1.500 calorías, el cálculo sería el siguiente:

$$1.500 \text{ calorías} \times 30 \text{ \% grasa } (0.30) = 450 \text{ calorías máximas de grasa}$$

Divida ahora el número máximo de calorías de grasa (450) entre 9 (número de calorías por gramo de grasa), y obtendrá el número 50. Así, se le permite un máximo de 50 gramos de grasa en una dieta de 1.500 calorías diarias. Ahora calcule usted mismo su límite de gramos de grasa diarios a partir de los cálculos que acabamos de explicar:

_____ calorías × 0,30 = _____ calorías máximas de grasa

_____ calorías máximas de grasa : 9 = _____ límite diario de gramos de grasa

Ahora ya puede empezar a leer niveles o a llevar un registro de los gramos de grasa que ingiere. Descubrirá cosas como que un vaso de leche entera tiene 8 gramos de grasa, y uno de leche descremada tiene sólo 1 gramo; un huevo entero tiene 6 gramos de grasa; una cucharada de mantequilla de cacahuete tiene 8 gramos. Este proceso de aprendizaje puede instruirle mucho. ¡Diviértase!

El colesterol no es una grasa; es una sustancia presente en algunos productos, como por ejemplo el huevo, productos lácteos y grasas animales (siempre originarias de animales). La ingestión de grasa y colesterol en la dieta contribuye a la producción propia de colesterol. Por eso suele usted oír los términos «grasa» y «colesterol» siempre juntos. Existen diferentes tipos de colesterol, y demasiada cantidad de un mismo tipo de colesterol (lipoproteína de baja densidad, o LBD) puede acarrear enfermedades como la arteriosclerosis (endurecimiento y rigidificación de las arterias) o cálculos biliares.

Vitaminas y minerales

Las vitaminas y minerales constituyen elementos alimenticios que son necesarios en muy pequeñas cantidades, para el funcionamiento normal de muchos procesos corporales. Son esenciales en la dieta porque el cuerpo es incapaz de producirlos, o si lo hace, es en cantidades mínimas. Las verduras y el grano constituyen una importante fuente de vitaminas. Existe una fuerte controversia cuando se trata de evaluar los posibles beneficios que complementos vitamínicos y minerales puedan tener sobre la salud y la enfermedad.

Para un adulto sano, debería bastar la cantidad de vitaminas y de minerales que proporcionan los cuatro grupos de alimentos ingeridos en proporciones correctas, ya que el cuerpo tomará los nutrientes que necesite en cada caso: de hecho ya nadie discute eso. El problema aparece en el caso de un cuerpo enfermo o sometido a un gran estrés. Seguimos sin poder hallar la respuesta a esta problemática, así que la ciencia necesita realizar todavía un profundo estudio sobre el caso.

Controle su dolor a través de la alimentación

> Lo que para algunos es alimento, para otros es amargo veneno.
> LUCRECIO (*circa* 94-55 antes de J.C.)

Aunque los principios y requisitos que acabamos de presentar deben servir para orientarle en cuestiones nutricionales básicas, la verdad es que las diferencias individuales desempeñan un importante papel en nutrición. Cada persona tiene diferentes sistemas metabólicos y digestivos, composiciones genéticas o niveles de actividad, y todo ello afecta a las necesidades alimenticias. Las modas y tendencias conflictivas y a menudo peligrosas en cuestión de dietas merecen ser tratadas con precaución. Los dos síndromes líderes relativos al dolor en cuanto a su relación nociva con la cultura alimenticia son la artritis reumatoide, ya comentada anteriormente, y los dolores de cabeza de tipo migraña. Más adelante trataremos los posibles agentes causales así como algunas intervenciones terapéuticas para ambos síndromes.

De nuevo aparece en este caso la más que probable sabiduría corporal. Si es usted de los que no ignora estas señales, como aumento del dolor, cansancio, o indigestión tras haber comido o bebido ciertas cosas, puede aprender mucho de su cuerpo. De la misma forma que tiene que aprender a escuchar a su dolor y malestar, debe hacer caso también de las señales que su cuerpo le da en relación con lo que está comiendo. Esto le ayudará a entender qué es lo que come, cómo lo hace, cuándo y por qué.

Dado que se ha asociado la ingestión de ciertos alimentos y bebidas al aumento del dolor en determinadas personas, puede resultar de gran ayuda el uso de un diario de alimentos parecido al que ya lleva sobre el dolor (se proporciona uno al final del libro) para identificar posibles patrones. Por ejemplo, ¿se ha encontrado en el caso de evitar ciertas comidas o bebidas a causa de su dolor? Si es así, ¿qué está evitando? o ¿cree que está comiendo más alimentos que provienen de un determinado grupo que de otros? Si es así, ¿de qué grupo de alimentos está comiendo en mayor cantidad?

Aperitivos y postres

Los norteamericanos viven bajo un ritmo frenético y en una sociedad altamente competitiva, y para aquellas personas que sienten el estrés y la tensión añadida de tener que vivir con dolor es particularmente importante tomarse el tiempo necesario para preparar la comida.

Antes de empezar a comer, tómese unos minutos para oler y disfrutar de los aromas y colores de los alimentos que tiene frente a usted. Una manera de hacer una pequeña pausa justo antes de empezar a comer es quedarse en silencio para dar gracias por los alimentos. Piense en esta pausa como una manera de realizar la transición entre no comer y comer.

En la medida de lo posible, trate de comer sin distracciones. Evite comer con el diario delante, con una revista, o con la televisión. Note cómo se siente al comer así. ¿Se siente ansioso o aburrido? ¿O le parece placentero?

Después de comer, dedique un momento a leer, o a compartir una actividad agradable, o a echar una pequeña siesta mientras su cuerpo digiere la comida. Si se siente incómodo, mareado o tiene una pequeña indigestión, puede ser un reflejo de lo que ha comido o de cómo lo ha hecho. Estos datos son importantes y los debe anotar en su diario.

Cuándo hay que comer

Muchos de nosotros comemos siguiendo un esquema arbitrario o desordenado. Algunos comen entre horas porque ése es el momento en que sienten hambre o están aburridos. Otros se saltan comidas y dejan para la noche la comida con mayor ingestión de calorías.

Se sabe desde hace tiempo que romper el largo ayuno nocturno comiendo un sabroso desayuno (literalmente «des-ayuno») es una práctica muy saludable, ya que proporciona al cuerpo la energía necesaria para empezar con sus actividades diarias. Saltarse el desayuno acaba degenerando en malos hábitos alimentarios, como picar un donut, o caramelos o bebidas al final de la mañana. Si esto les pasa a personas con hipoglucemia (bajos niveles de azúcar en la sangre), se encontrarán con cambios súbitos de humor, irritabilidad y aumento generalizado del dolor, que tendrán que aplacar de nuevo con dulces, a los que tendrán que volver a recurrir pocas horas más tarde pero con una mayor intensidad si cabe.

La hipoglucemia puede estar presente en aquellas personas cuyas historias familiares relatan una presencia de diabetes, pero no siempre es así. Muchos médicos niegan que este factor exista o que tenga síntomas remarcables, aunque su presencia es identificable mediante un test de tolerancia a la glucosa. Ésta aumenta tras largos periodos de ayuno. Algunos sujetos propensos a este fenómeno encuentran que cuando comen dulces sueltos como se acaba de describir, una o dos horas más tarde notan los síntomas característicos del bajo nivel de azúcar en la sangre. Además de los cambios de humor, pueden aparecer sudores, temblores, dolores de cabeza, dolores musculares y cansancio. Fisiológicamente se defiende que dado que hay una excesiva respuesta de insulina ante el aumento de azúcar, se da una subsecuente precipitación de azúcar en sangre. A su vez, esto desencadena una respuesta adrenalínica al estrés, lo cual contribuye a la aparición de síntomas. Esta respuesta de adrenalina aumenta el nivel de azúcar en san-

gre hasta que el próximo dulce suelto o caramelo desencadena un nuevo acontecimiento.

El primer tratamiento para la hipoglucemia que recomendamos consiste normalmente en evitar picar cosas dulces. Incluso algunos dietistas recomiendan *no* probar los
dulces en *ningún* caso. Al final de las comidas la absorción de azúcares se retrasa, ya que
el cuerpo está digiriendo otros nutrientes, así que los dulces son tolerados mejor en ese
momento. Otra recomendación consiste en comer frecuentemente y en pequeñas cantidades, evitando así los largos periodos de ayuno. Por ejemplo, se puede comer una fruta,
una tostada con mantequilla, o con queso fresco. Muchos pacientes con migraña o con fibrosis declaran haber mejorado notablemente tras seguir estas recomendaciones.

Por otro lado, si tomamos la comida más fuerte del día por la noche, estos alimentos
no contribuirán al aporte de energía al cuerpo. Si se va usted a dormir justo después de
terminar de cenar, puede estar ayudando a incrementar el dolor, a dormir peor, y a tener
acidez (movimientos de los ácidos estomacales hacia el esófago).

Qué hay que comer y cuándo

Una vez más, la clave para una alimentación sana estriba en comer gran variedad de
comida fresca y con moderación. Si necesita perder peso, observe el contenido de grasas
de sus comidas, haga ejercicio, y consuma porciones moderadas. Dedicándose a identificar qué es lo que come en relación con su aumento o disminución del dolor (y nada más
por el momento), podrá establecer qué comidas, ingredientes o aditivos debe eliminar o
conservar en su dieta (más adelante le proporcionaremos algunas recomendaciones específicas).

Identificar por qué come puede resultar algo delicado, ya que mucha gente con dolor dice que comer les hace sentir mejor, por lo menos de forma temporal. La comida
suele liberar endorfinas (los analgésicos naturales del cuerpo), lo que supone una explicación a este hecho. Así, considerar cómo le hace sentir el hecho de comer puede proporcionarle pistas importantes sobre qué debe eliminar de su dieta. Puede descubrir,
por ejemplo, que se sobrealimenta para sentirse cómodo. Pero alimentarse de otras maneras –a través de técnicas de RR, tomando conciencia de actividades placenteras y buscando apoyo social– puede ayudarle a reducir su necesidad de «comer para sentirse
bien».

Comidas relacionadas con una disminución del dolor

Muchos pacientes nos cuentan que han seguido periodos breves de ayuno y dietas
vegetarianas para disminuir el dolor, particularmente en casos de artritis (como la artritis reumatoide). Un estudio de investigación controlada ha demostrado que periodos cortos de ayuno acompañados de una dieta vegetariana individualizada y libre de gluten (el
gluten es una sustancia que se encuentra en la harina), pueden asociarse a disminucio-

nes del dolor y de otros síntomas artríticos, así como a una mejora en el nivel de salud general. (Véase el artículo de Kjeldsen-Kragh y otros en las «Lecturas suplementarias».) Como ya se ha mencionado antes, los resultados obtenidos debían estar en relación con los cambios de alimentos asociados a respuestas de intolerancia o de alergia. La mejora también puede tener que ver con una alteración de ciertos ácidos grasos, que favorecen la producción de prostaglandinas con una menor actividad inflamatoria (las prostaglandinas son sustancias químicas que participan en el proceso inflamatorio). Para acabar, la mejora puede estar relacionada con una pérdida de peso, observada en el grupo experimental.

Estudios de Seltzer y otros remarcan que la combinación de triptófano, un aminoácido esencial precursor de la serotonina (mencionado en el capítulo 2), con dietas ricas en carbohidratos compuestos y pobres en proteínas está asociada a un incremento de la tolerancia al dolor en seres humanos. Se cree que esta mayor tolerancia se debe a un aumento de los niveles de serotonina en el sistema nervioso central, y lo mismo ha sido demostrado en estudios con ratas. El capítulo 2 mencionaba que la serotonina estaba supuestamente implicada en las vías de inhibición del dolor dentro del sistema nervioso central. Asimismo, dietas ricas en proteínas y bajas en carbohidratos se asocian a descensos de los niveles de serotonina en el cerebro.

Aditivos y componentes alimenticios asociados a un incremento del dolor

Echemos ahora un vistazo a los siguientes elementos, que tienen la mayor parte de culpa en relación con un aumento de la sensación de dolor:

- Cafeína.
- Alcohol.
- Glutamato sódico (GS).
- Aspartame.

Cafeína. La cafeína es un estimulante susceptible de generar adicción, así que le recomendamos ir bajando los niveles de ingestión de cafeína mientras se encuentre sometido a estrés o a dolor. Pero tenga cuidado: puede empezar a experimentar síntomas como dolores de cabeza o cansancio si de repente deja de beber café o sus derivados. En lugar de interrumpirlo bruscamente, debe ir disminuyendo poco a poco su ingesta, para evitar síntomas de dependencia. Por ejemplo, en lugar de tomarse cinco tazas de café cada mañana, intente durante la primera semana tomar tres cafés normales y dos descafeinados. Así, continúe disminuyendo la proporción de café normal hasta que se encuentre tomando sólo café descafeinado. Entonces, y si lo desea, empiece a reducir el número de tazas descafeinadas que se toma.

La cafeína se encuentra presente de una manera natural en el café, el té, el chocolate y el cacao. También se encuentra en algunas bebidas gaseosas (como las colas), y en algunas drogas permitidas y en las no permitidas (particularmente ciertos preparados para controlar el dolor, el peso, los resfriados o algunos estimulantes). La siguiente tabla muestra cómo pueden variar los niveles de cafeína en función del tipo de bebida y de cómo se prepara:

Contenido de cafeína en bebidas normales

Bebida	Medida	Cafeína (mg)
Café		
Molido, en grano	227 g	80-200*
Instantáneo	1 cucharada pequeña	50-66
Descafeinado	1 cucharada pequeña	2-5
Té (bolsita normal)		20-100*
	Disuelto 3 minutos	36
	Disuelto 5 minutos	46
Bebidas gaseosas		
Colas	340 g	43-65
Cacao caliente	227 g	5-10

*Cuanto más se deje disolver el café o el té, mayor es la proporción de cafeína.

Alcohol. El alcohol es un vasodilatador sanguíneo y por consiguiente puede desencadenar migrañas o disparar dolores de cabeza ya latentes. Pese a que teorías del pasado argumentaban que las migrañas estaban causadas por una vasodilatación sanguínea ocurrida tras una intensa vasoconstricción, ahora se sabe que esta afirmación es más bien inadecuada, y algunos pacientes con migraña encuentran que es mejor dejar el alcohol de lado, cualquiera que sea el mecanismo subyacente. Otras sustancias que pueden actuar como vasodilatadoras son la tiramina y la histamina. La tiramina se puede encontrar en el vino tinto y en algunos quesos; la histamina se encuentra en algunos vinos y champañas (véase el artículo de Radnitz en las «Lecturas suplementarias»).

Otros muchos pacientes también han encontrado alguna relación entre su dolor y el uso de alcohol. Si para usted no hay mejora al eliminar el alcohol, entonces lo mejor es beber con moderación. Si en su caso hay mejora con respecto al dolor al eliminar el alcohol, haría bien en evitarlo completamente.

Recuerde también que las bebidas alcohólicas contienen muchas calorías. 43 gramos de ginebra, vodka o *whisky* contienen aproximadamente 116 calorías. Una jarra de cerveza de un tercio de litro contiene unas 145 calorías.

El uso del alcohol para adormecer el dolor resulta problemático. Pese a que ancestralmente ha sido considerado como un perfecto analgésico para el dolor agudo, su uso en caso de dolor crónico puede desencadenar problemas a largo plazo, tanto en el nivel físico como en el social. Tomar alcohol dos horas antes de irse a la cama puede alterar el sueño reduciendo los periodos de sueño profundo y los de sueño ligero. Y por otro lado, en algunas personas el exceso de alcohol puede repercutir en forma de disfunciones en el hígado, páncreas, músculos y en el cerebro.

Si en algún momento usted ha notado que tiene que dejar el alcohol, está harto de que sus amigos critiquen su afición por la bebida, se ha sentido culpable por beber, o se ha encontrado a primera hora de la mañana bebiendo alcohol para calmar sus nervios o para ponerse en marcha, sería aconsejable que buscase e hiciese caso de algún consejo médico.

Glutamato sódico (GS). Es un potenciador de sabor presente en muchas comidas preparadas, pero asociado especialmente con las comidas chinas. Las personas sensibles al GS pueden tener dolores de cabeza, sensación de quemazón en la cara, sudores o rigidez en el pecho. Estudios científicos demuestran que gente que padece migrañas puede o no ser más propensa a las migrañas causadas por el GS. Si usted es propenso a ello, lo mejor es evitar este componente. Pero vaya con cuidado; el GS se puede esconder en otros productos, como en los cubitos de caldo concentrado, así que es mejor comprobar en qué niveles se presenta, leyendo los componentes de los alimentos.

Aspartame. El aspartame (su marca comercial es NutraSweet®) es el edulcorante utilizado para sustituir a la sacarina. En ciertas personas sensibles, se ha asociado normalmente a síntomas como el dolor de cabeza. El aspartame se encuentra presente en un amplio abanico de productos dietéticos; de nuevo, lo mejor es comprobar las indicaciones de composición. Si en la actualidad usted consume gran cantidad de bebidas o comidas de régimen que contienen aspartame, sería bueno dejar de tomarlo por un tiempo para comprobar su relación con algunos de los dolores que sufre, especialmente con los dolores de cabeza.

Papel de las vitaminas y minerales en la reducción del dolor

Para acabar, vamos a considerar el papel de las vitaminas y minerales en la reducción de ciertas condiciones de dolor crónico.

Se ha promovido el uso del magnesio, del zinc y de las vitaminas B, C y E en aquellas condiciones de dolor crónico que tienen componentes inflamatorios. La escasez de hallazgos científicos consistentes puede estar más bien reflejando la variabilidad humana y la naturaleza subjetiva de la experiencia dolorosa en lugar del fracaso por parte de estos complementos en la ayuda a los individuos seleccionados. Por otro lado, la ausencia de beneficios positivos sistemáticos puede estar indicando una incapacidad por parte de estos complementos. Por ahora no hay evidencias de que la inclusión suplementaria de la mayoría de vitaminas o minerales en su dieta normal esté ayudando a disminuir el dolor.

Sin embargo, sí resulta importante una inclusión suplementaria de calcio o una dieta rica en calcio, debido a su gran incidencia en la osteoporosis (huesos quebradizos) en mujeres posmenopáusicas. (La vitamina D también es adecuada en el desarrollo de los huesos, pero se puede encontrar en cantidades adecuadas en la leche o en exposiciones moderadas al sol.) La osteoporosis es la primera causa de incapacidad en mujeres mayores de 65 años en Estados Unidos, y está asociada a fracturas de la columna vertebral y de caderas. Tanto hombres como mujeres empiezan a perder calcio en los huesos a partir de los 30 años; sin embargo, después de la menopausia las mujeres acusan más aceleradamente esta pérdida. Entre los factores de riesgo más importantes se encuentran:

- Poseer un historial familiar con osteoporosis.
- Origen caucásico (norte de Europa).
- Fumar.
- Delgadez.
- Inactividad.

Existe una gran controversia acerca de cuánto y de qué manera deben tomar calcio las mujeres. Se sabe que tras la menopausia se hace necesaria una dosis extra de estrógenos sustitutorios antes de poder incorporar el calcio a los huesos. Las recomendaciones más usuales indican a las mujeres empezar a incluir ya el calcio en sus dietas antes de la menopausia.

La dosis recomendada está entre los 1.000 miligramos por día en mujeres mayores de 25 años no embarazadas y no lactantes. Esta dosis equivale a cuatro vasos de leche o cinco tabletas Tums® por día. Para mujeres en edad posmenopáusica y con riesgo de osteoporosis, la dosis recomendada está entre 1.200-1.500 miligramos de calcio por día, además de una terapia sustitutiva en estrógenos.

Resumen

¿Por qué hablamos de alimentación?

- Incluimos en este libro un capítulo sobre alimentación por tres razones principales: para mantener una buena salud es esencial tener buenos hábitos alimenticios; determinadas conductas alimenticias pueden afectar a los niveles de dolor; y padecemos un gran vacío de información acerca de terapias nutricionales para el dolor.
- Es difícil sacar adelante estudios de terapias nutricionales debido a un gran número de razones, y los resultados de dichos estudios deben ser evaluados con extrema precaución.
- Existe alguna evidencia preliminar acerca de que al eliminar de la dieta comidas susceptibles de estar produciendo hipersensibilidad (alergias) se pueden introducir mejoras en las artritis reumatoide. Prácticamente no tenemos evidencias de que una manipulación dietética pueda producir beneficios en ningún otro síndrome relacionado con el dolor crónico.
- Puede seguir ciertas recomendaciones básicas sobre nutrición para intentar mejorar su salud general y recibir ayuda en su control del dolor.

Cuanto más fresco, mejor. Moderación

- Cuanto más preparadas por gente extraña nos llegan las comidas que servimos en nuestras casas, mayor es la probabilidad de que lleven sal, azúcar, grasas saturadas, conservantes y colores artificiales añadidos.
- El consumo de una dieta rica en grasas y sodio y baja en fibra puede aumentar el riesgo de desarrollar una enfermedad cardíaca, cánceres (de colon y hasta cáncer de pecho), hipertensión arterial y obesidad.
- Comer alimentos frescos y con moderación puede ayudarle a mantener su peso estable y acorde con su altura.

Algunas recomendaciones básicas referentes a la alimentación

- Los grupos básicos de alimentos, de acuerdo con las prescripciones del gobierno de los Estados Unidos, son cuatro:

  - Leche y otros productos lácteos.
  - Carne y sustitutivos de la carne.
  - Frutas y verduras.
  - Cereales, pan y otros productos de grano.

- Para un adulto sano es recomendable seguir una dieta diaria basada en las siguientes raciones (presentamos aquí las recomendaciones mínimas; habrá que tener en cuenta que algunos grupos especiales tendrán necesidades diferentes):

  - Tres raciones de verduras.
  - Dos raciones de fruta.
  - Seis raciones de productos de grano.
  - Dos raciones de carne o sustitutivos de la carne.
  - Dos raciones de leche u otros productos lácteos.

- Estos cuatro grupos básicos de alimentos satisfacen nuestras necesidades en cuanto a los nutrientes siguientes: hidratos de carbono, proteínas, grasas, vitaminas y minerales.

Control del dolor a través de la alimentación

- Intente llevar un diario de sus comidas (lo encontrará al final del libro) durante unas cuantas semanas, para ayudarle a identificar cómo, cuándo y por qué come, así como para determinar cualquier patrón en su dieta que se relacione con su dolor.
- Tómese un tiempo para prepararse usted mismo las comidas. Intente comer sin

distracciones, y fíjese en los nutrientes que está proporcionando a su cuerpo. Dedique un rato después de las comidas a descansar y digerirlas.

- En relación con la comida, siga las siguientes «obligaciones» y «restricciones»:

  - Tome el desayuno para proporcionar al cuerpo la energía necesaria para realizar sus actividades diarias.
  - Si sufre de hipoglucemia, no ayune durante periodos prolongados y evite comer dulces y picar entre horas.
  - No se salte comidas.
  - No coma la mayor proporción de calorías por la noche.

- Identificar qué es lo que come, así como cualquier mejora o efecto negativo sobre su dolor, le puede resultar de gran ayuda para determinar qué alimentos debe evitar conservar en su dieta.
- De la misma manera, identificar por qué come le puede ser de ayuda para establecer la relación entre los motivos psicológicos que usted tiene para comer (haciéndole sentir «mejor») y la necesidad real de alimentarse.
- Existen ciertas evidencias de que periodos cortos de ayuno junto con una dieta vegetariana, nula en gluten y sobre todo individualizada, producen alguna mejoría en la artritis reumatoide. Asimismo, una dieta rica en carbohidratos compuestos y baja en proteínas está asociada con ciertos aumentos en los niveles de serotonina que pueden inhibir el dolor en el sistema nervioso central.
- Si nota la presencia de determinados síntomas, trate de evitar algunas de estas sustancias:

  - Cafeína (dolor general, estrés).
  - Alcohol (migrañas u otros dolores de cabeza, dolor general).
  - GS (dolores de cabeza, quemazón en la cara, sudores, rigidez en el pecho).
  - Aspartame (dolores de cabeza).

- En la actualidad no poseemos evidencias consistentes de que la ingestión de la mayoría de las vitaminas o de minerales complementarios en su dieta normal pueda ayudar a disminuir el dolor. En todo caso, un aporte de calcio suplementario sí que se debe tener en cuenta, debido a la incidencia de la osteoporosis en mujeres posmenopáusicas y a los problemas asociados con las fracturas de huesos.

Tareas de exploración

1. Anote todo lo que come o bebe durante una semana, utilizando el diario de alimentación que le proporcionamos al final de este libro. Al concluir la semana, repase su diario y observe dónde le gustaría modificar su dieta.

O bien, durante dos o cuatro semanas siga una dieta de sustitutos de la carne; una buena cantidad de fruta, cereales y verduras; no pique dulces, y no beba alcohol o cafeína. Si es usted un gran consumidor de cafeína, intente disminuir la cantidad total que bebe, evitando de esta manera los efectos de dependencia. Observe si este cambio en su dieta afecta de manera significativa a su dolor. Si nota alguna mejoría, continúe así durante un par de meses, hasta que ese cambio tenga consistencia.

2. Establezca una meta que le gustaría conseguir en relación con su comida. De nuevo, asegúrese de que su meta consista en una tarea conductual, para que pueda medirla en función de los pasos que usted debería seguir para lograrla. He aquí un ejemplo:

Meta: *anotar si los alimentos o bebidas con aspartame afectan a mi dolor.*

Pasos que se deben seguir para conseguir esta meta:

A. *Llevar un pequeño cuaderno para ir anotando si cualquiera de las cosas que estoy comiendo o bebiendo contiene aspartame.*
B. *Anotar cuánto tardo en comer y beber en cada caso.*
C. *Anotar el efecto sobre mi dolor.*

Ahora le toca a usted.

Meta: _____

Pasos que se deben seguir para conseguir esta meta:

A. _____
B. _____
C. _____
D. _____

Además, anote las listas de contingencias. Es decir, identifique qué obstáculos pueden interponerse en la consecución de esta meta. ¿Qué soluciones puede poner en marcha para asegurar el éxito en la meta propuesta?

	Obstáculos	**Soluciones**
A.	_____	_____
B.	_____	_____
C.	_____	_____
D.	_____	_____

3. Continúe compartiendo sus actividades placenteras. ¿Qué tipo de cosas le han hecho disfrutar últimamente?

_____

4. ¿Qué ejercicios físicos ha seguido para mantenerse en forma?

_____

5. Si algunos de los cambios que ha introducido en su alimentación habitual (o cualquier cosa que esté actuando sobre su dolor) le está provocando estrés o ansiedad, intente imaginarse en su lugar placentero y a salvo. (Véase el capítulo 3, técnica de RR nº 5.) Describa su espacio seguro:

_____

_____

_____

Lecturas suplementarias

Los siguientes libros y artículos proporcionan información adicional respecto a alimentación básica, nutrición y dolor:

1. Cynthia Radnitz, «Food-Triggered Migraine: A Critical Review», *Annals of Behavioral Medicine*, 12, 51-64, 1990.
2. Johanna Dwyer, «Nutritional Remedies: Reasonable and Questionable», *Annals of Behavioral Medicine*, 14, 120-125, 1992
3. Jens Kjeldsen-Kragh y otros, «Controlled Trial of Fasting and One-Year Vegetarian Diet in Rheumatoid Arthritis», *The Lancet*, 338, 899-902, 1991
4. *Tufts University Diet and Nutrition Letter*, doce números al año. Para recibir información acerca de la suscripción, diríjanse a: P.O. Box 57857, Boulder, CO 80332-7857; o llamen al teléfono (800) 274-7581 (desde fuera de Colorado) o (303) 447-9330 (desde Colorado).
5. Annette B. Natow y Jo-Ann Heslin, *The Fat Counter*, Nueva York, Pocket Books, 1993.
6. Harris Lieberman y otros, «Mood, Performance and Pain Sensitivity: Changes induced by Food Constituents», *Journal of Psychiatric Research*, 17, 135-145,1982-1983.
7. Richard Panush, «Does Food Cause or Cure Arthritis?», *Rheumatic Disease Clinics of North America*, 17, 259-272, 1991.
8. L. Gail Darlington, «Dietary Therapy for Arthritis», *Rheumatic Disease Clinics of North America*, 17, 273-285, 1991.
9. Hope S. Warshaw, *The Restaurant Companion: A Guide to Healthier Eating Cut*, Chicago, Surrey Books, 1990.

10. *Nutrition Action Health Letter*, diez números al año. Para suscripciones, escriban al Center for Science in the Public Interest, 1875 Connecticut Ave. N.W., Suite 300, Washington, DC 20009-5728; o llamen al (202) 667-7483.

11. Jane Brody, *Jane Brody's Good Food Book,* Nueva York, Bantam Books, 1985.

12. Dietary Guidelines for Americans, 3ª edición, Washington, DC, Departamento Americano de Salud y Servicios Humanos, 1990.

13. Samuel Seltzer, Russell Stoch, Richard Marcus y Eric Jackson, «Alteration of Human Pain Thresholds by Nutritional Manipulation and L-Tryptophan Supplementation», *Pain*, 13, 385-393, 1982.

14. Jean A. T. Pennington y Helen Nichols Church, *Bowes and Church's Food Values of Portions Commonly Used*, 13ª edición, Nueva York, Harper and Row, 1980.

CAPÍTULO 6

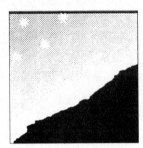

El poder de la mente

Mi ansiedad aparece como consecuencia de sentir que no hay nadie cerca para cuidar de mí. Si me abandono al dolor, o reacciono como realmente me siento, mi mundo se vendrá abajo, dejaré de ingresar dinero, mi marido me dejará, y nadie me querrá. Me paso el día preocupada por hacerlo todo, poniéndolo todo patas arriba, haciendo enfadar a todo el mundo. Necesito huir. Necesito liberarme de todas estas preocupaciones y tener a alguien que me diga: «Empieza de nuevo. Construye tu vida basada en aquello que te gusta, y deja a los otros que se las arreglen como puedan». Pero si hiciera eso, ¿qué pasaría si de repente no pudiera imaginarme qué es lo que quiero? ¿Qué pasaría si incluso así, sin trabajo, sin marido, sin dinero, continuara siendo tan infeliz?

Extracto de un ejercicio escrito por JOAN, *una paciente con dolor*

Papel de la psicología en el dolor crónico

Cualquier discusión y consideración acerca del control del dolor debe pasar por un estudio exhaustivo de estados psicológicos, emociones y sentimientos. Para entender completamente su experiencia del dolor, necesita comprender qué está pasando tanto en su cuerpo *como en su mente*. Como ya hemos dicho en capítulos anteriores, el tratamiento debe contemplar aspectos físicos y emocionales porque su respuesta al dolor crónico es también física y emocional.

Se ha establecido un gran debate en medicina acerca de si el dolor crónico es, o no es, la manifestación de un trauma psicológico, depresión o histeria. Son muchos los que creen que el dolor crónico posee una raíz o causa psicológica o psicosomática. Las teorías psicológicas acerca del origen del dolor crónico han adquirido una gran popularidad, en parte debido a la separación que la medicina establece en la consideración de cuerpo y mente. Además, el desconocimiento acerca de los mecanismos responsables del dolor crónico alimentan también la idea de que todo aquello que no se puede ver debe de ser «psicológico».

Muchos médicos trabajan o bien el cuerpo o bien la mente cuando prescriben sus tratamientos. Es raro ver a un médico explorando las manifestaciones emocionales o psicológicas de la vivencia del dolor, y no lo es menos ver a un psicólogo o psiquiatra examinando físicamente a un paciente. Pero al oír describir a los pacientes de dolor crónico cuáles son sus limitaciones físicas, emocionales y sociales, me doy cuenta de que cuerpo *y* mente están íntimamente relacionados en la experiencia de dolor crónico. Para prescribir un tratamiento que sea correcto, se hace también necesario un correcto diagnóstico de los aspectos psicológicos que están presentes en el dolor; sin embargo, todavía hay muchos problemas psicológicos en pacientes con dolor crónico que no mejoran, de manera que esto sólo aumenta nuestra frustración, devalúa la experiencia del paciente, y no ayuda en absoluto a clarificar los enfoques terapéuticos. Exploremos pues algunos de los tópicos psicológicos que se usan con mayor frecuencia en el dolor crónico.

Tópicos psicológicos más comunes en dolor crónico

Depresión

En ausencia de dolor, sentirse triste o indigno, o tener problemas con el sueño o con la comida puede conducir a un diagnóstico de depresión. Pero en una persona que siente dolor, estos síntomas pueden estar indicando su lucha contra la vivencia del dolor, que tal vez cause trastornos. El tratamiento de una persona con dolor crónico puede incluir antidepresivos, pero sólo como parte del tratamiento completo.

Los pacientes deprimidos también se quejan de dolores y molestias corporales. La diferencia estriba en que normalmente, con un tratamiento adecuado para la depresión, estas quejas y dolores desaparecen. En el dolor crónico los dolores no desaparecen con el tratamiento para la depresión; más bien la *experiencia* de dolor mejora.

Histeria

Se ha tildado de manera incorrecta a muchas mujeres con dolor crónico de «histéricas», simplemente porque son mujeres y porque se quejan de dolores inexplicables. «Histeria» es un término con un gran interés histórico. En escritos médicos de hace un siglo, el útero (en griego, *hystera*) era considerado como el causante de muchos problemas femeninos, ya que les provocaba variabilidad en el humor, inconstancia, irritabilidad y muchas otras quejas físicas. Estas conductas «anormales», «histéricas», contrastaban con la conducta tranquila y socialmente racional de la población «normal» (por ejemplo, los «varones»).

La histeria fue descrita por primera vez como enfermedad mental en el siglo XVI. De nuevo, se describió como una enfermedad propia de las mujeres (aunque también se cita algún caso de esta enfermedad en hombres). Sigmund Freud ejerció una gran influencia en la corriente psiquiátrica del estudio de la histeria. Escribió extensamente sobre sus especulaciones acerca de la causa y el tratamiento de esa misteriosa pérdida de funciones físicas que incluía a gran parte del cuerpo y que estaba asociada a traumas psicológicos (por lo general relacionados con conflictos sexuales). Los pacientes histéricos también se caracterizaban por su particular respuesta emocional, llamada *la belle indifférence*. O sea, no parecían preocuparse por su pérdida de funcionalidad, como su incapacidad para hablar o para caminar. Normalmente, los pacientes con dolor crónico sí que se preocupan y mucho por su pérdida de funcionalidad.

El uso del término «histéricas» para describir las observaciones de dolor crónico en mujeres (o varones) aquejados de ansiedad o asustados, incluso si su respuesta parece a veces exagerada, no parece ser en absoluto apropiado o esmerado, tanto si proviene del significado históricamente machista como si lo hace de las condiciones psiquiátricas específicas descritas por Freud. El hecho de que ni los rayos X ni los hallazgos clínicos puedan delinear la fuente o causa del dolor crónico no justifica la diagnosis de «histeria» ni la calificación de las conductas de dolor como «histéricas». Haremos mejor en observar esas conductas dolorosas como manifestaciones del sufrimiento que mujeres *u* hombres experimentan en situaciones de dolor crónico. También debemos darnos cuenta de que las «conductas apropiadas» están determinadas social y culturalmente, y como tal están sujetas a miles de interpretaciones y prejuicios.

Hipocondría

Hay personas que se pasan el día preocupándose por su salud. Son extremadamente sensibles a los aumentos de las sensaciones físicas con respecto a los niveles normales de funcionamiento de su cuerpo, y pueden alarmarse si descubren, por ejemplo, un incremento en los latidos de su corazón. Pocas veces se tranquilizan (y si lo hacen, les dura muy poco) con las explicaciones de los médicos. A estos individuos se les llama «hipocondríacos».

Podemos ver qué fácil es confundir a los pacientes de dolor crónico con esta condición de «hipocondríacos», si nos remitimos a las discusiones previas a este libro sobre la experiencia de dolor crónico y a la ausencia de una causa delimitada para ese trastorno. Pacientes con síntomas como la fibromialgia (véase el apéndice A) –en los que se define el dolor como difuso, intermitente, migratorio y sin una confirmación diagnóstica específica de laboratorio– nos hablan constantemente de estos malentendidos. En estos casos, es esencial llevar a cabo un examen completo y elaborar cuidadosamente el historial clínico. El patrón de síntomas, la presencia de puntos estratégicos, la ausencia de resultados positivos para la diagnosis de artritis reumatoide o lupus en exámenes de laboratorio pueden ayudar a establecer el diagnóstico de fibromialgia. Además, la buena voluntad que los pacientes con fibromialgia muestran al participar activamente en su control del dolor, trabajando en estrecha colaboración con sus médicos, pone de manifiesto una respuesta de afrontamiento bastante saludable, algo por otro lado absolutamente ausente en pacientes con hipocondría.

«Cuentistas»

Parece haber un gran sentimiento «paranoico» por parte de las compañías aseguradoras y de los médicos respecto a considerar a los pacientes con dolor crónico como «cuentistas», gente que sólo hace ver que está enferma. Esta paranoia genera sentimientos de culpa y desconfianzas entre los médicos y sus pacientes. Parte de ello es debido a la atmósfera litigante o «de quién es la culpa» reinante en gran parte del mundo médico. Ya es suficientemente duro para los médicos y personal sanitario establecer diagnósticos adecuados y tratar los síntomas, como para tener que preocuparse además de si los síntomas son «reales». La ausencia de explicaciones claras acerca del dolor crónico en los seres humanos ayuda a crear esa considerable confusión por parte de los practicantes de la medicina acerca de la realidad de los síntomas de dolor crónico. Esto lleva a malentendidos aún más graves, como en situaciones en las que el médico empieza a sospechar del paciente, pensando que ha saboteado o ha fracasado deliberadamente en un tratamiento que «por lo general funciona», o también en los casos en que el paciente, frustrado, percibe que el médico fracasa en su intento de aliviar su dolor y sufrimiento.

El paciente y su médico deben dejar de lado sus desconfianzas y culpabilizaciones si pretenden establecer una relación terapéutica satisfactoria. Tienen que hacer un esfuerzo por cambiar esos sentimientos por el convencimiento de que el dolor crónico es real, y no inventado o imaginado. Es cierto que en muchos pacientes resulta imposible eliminar el dolor crónico, pero por lo menos se pueden llegar a reducir sus síntomas. Más aún, el dolor crónico no depende del fracaso en la respuesta del paciente ni del fracaso del médico al no proporcionar un tratamiento efectivo.

Como ya se describió en el capítulo 2, el dolor crónico es una experiencia muy compleja en la que el sistema de alarma deja de funcionar. La búsqueda por parte del paciente del significado de su dolor puede llevarle a encontrar a alguien a quien culpar, especialmente en aquellos casos en los que el dolor es el resultado de un accidente. Aunque la perspectiva de ser recompensado económicamente como resultado de una acción legal o como indemnización laboral puede estar influyendo en la experiencia de dolor, esto no suele ser lo que crea el dolor en la mayoría de los pacientes. Como se verá más adelante, en muchos de los escenarios donde aparece el tema de la indemnización se mezclan también sentimientos de ira y frustración, y todo ello puede interferir en el proceso de curación, empeorando la experiencia de dolor. Cuando en un caso individual se ven implicados aspectos como las indemnizaciones laborales, los seguros por invalidez y otros sistemas legales, lo único que se consigue es alargar el proceso normal de superación del dolor, y se retrasa enormemente el periodo de aceptación de la condición de dolor crónico por parte del paciente. Y este retraso no es de ningún modo un «cuento».

En resumen, los pacientes son los responsables de explicar su experiencia de dolor de la forma más clara y esmerada posible; los médicos son los responsables de determinar la evaluación y el tratamiento adecuado; y además es necesario que todo el sistema externo proporcione las indemnizaciones adecuadas en cada momento y de la mejor manera posible.

Trastorno de estrés postraumático

Últimamente, parece que se está otorgando una considerable atención a las manifestaciones físicas y psicológicas del trastorno por estrés postraumático (TEPT). Algunos teóricos creen que ciertos tipos de dolor crónico (por ejemplo los dolores de cabeza, dolor abdominal y dolor pélvico) constituyen realmente manifestaciones psicológicas de algún abuso físico o sexual ocurrido años atrás.

Otra explicación podría ser, sin embargo, que para aquellas personas que sufren dolor crónico y que han experimentado un trauma físico o emocional significativo, el dolor crónico les haga *sentir* de nuevo ese abuso. Tanto en pacientes con dolor crónico como en pacientes con TEPT pueden aparecer sentimientos de ansiedad, de vulnerabilidad, de falta de control y una profunda sensación de no ser creídos. Pero también es posible que personas que han pasado por un trauma significativo o que han sufrido algún tipo de abuso *y* que tienen dolor crónico, puedan experimentar una magnificación de su dolor, tanto a nivel físico como emocional. Puede que en esas circunstancias el TEPT no sea el causante del dolor, pero lo que sí es cierto es que puede complicar la experiencia de dolor físico debido a lo similares que son ambas experiencias en cuanto a su carga emocional. Así, se hace necesario tratar, por un lado, el malestar psicológico del TEPT, y por otro, la parte física que está contribuyendo al mantenimiento del dolor crónico.

Sin embargo, resulta importante explorar la presencia de TEPT antes de llevar a cabo cualquier intervención médica o quirúrgica. Por ejemplo, en los casos de dolor pélvico persistente, es posible que el dolor no alcance la magnitud necesaria como para sugerir o precipitar una intervención quirúrgica, si a la vez se están tratando los factores originarios del TEPT. Es importante estudiar a fondo la relación entre TEPT y dolor, y trabajar la curación a muy distintos niveles –tanto a nivel de recuerdos corporales *como* de los mentales.

Aproveche el poder de la mente: técnicas cognitivas

Cualquier aproximación que pretenda responder al tratamiento de dolor crónico debe incluir la exploración de las relaciones entre pensamientos y sentimientos. Una exploración como ésta puede servir para confirmar la experiencia compleja de mente y cuerpo en la situación del dolor. Puede reparar una autoestima herida, ayudar a definir nuevas direcciones y también animar una futura toma de poder con respecto al dolor, con lo que se reforzaría el sentimiento de autoeficacia.

La mente, fuente de pensamientos y sentimientos, da significado a las experiencias, incluido el dolor. Una imagen autoderrotista y desesperada de la mente seguramente estará contribuyendo a interpretar las señales de dolor en forma negativa, aumentando el malestar y la desesperación. Podemos entender la mente como el filtro a través del cual pasa el dolor y como el lugar donde éste puede relativizarse o magnificarse. Es posible que su experiencia de dolor no resulte ser tan sombría e intensa en un cálido y soleado día, en el que alguien le dice «Te quiero», o en el que recibe una carta de alguien muy querido para usted, alguien a quien ha estado echando mucho de menos, como podría serlo en un día frío y lluvioso en el que nadie le llama o le escribe, o en el que encima no tiene nada que hacer.

Usted empezó a utilizar el poder de su mente, desde que comenzó a practicar las técnicas de RR (véase el capítulo 3). El trabajo que iremos descubriendo a lo largo de este capítulo requerirá que usted explore algunas de las cosas que determinan cómo ve el mundo que le rodea y que interprete qué le sucede. Las técnicas que presentamos son las llamadas técnicas «cognitivas» («cognitivas» como derivado de «cognición», que significa «conocer» o «pensar»). Un buen lugar para empezar sería examinar el contenido de sus pensamientos y su relación con lo que usted siente emocionalmente.

Pensamientos automáticos o autoinstrucciones

Una de las herramientas más poderosas para cambiar la manera en que usted piensa consiste en controlar lo que usted dice cuando responde a acontecimientos externos e internos, es decir, explorar sus «autoinstrucciones». Este enfoque está basado en la premisa de que muchas emociones, sentimientos y estados de ánimo están sostenidos, si no creados, por esa conversación mental. Si usted altera o reenfoca la manera en que se habla a sí mismo, de hecho estará cambiando la manera en que siente.

Por ejemplo, vuelva a leer el extracto del ejercicio escrito de Joan que se encuentra al inicio de este capítulo. ¿Qué siente? ¿Siente el pánico, ansiedad y miedo que están atormentando a esta mujer mientras lee sus pensamientos? Si es así, he aquí una señal del poder de los pensamientos. En cambio, si se descubre a sí mismo juzgando los contenidos de ese párrafo, le irá bien leer la sección sobre empatía que se encuentra en el siguiente capítulo.

Las autoinstrucciones pueden estar acompañando emociones tanto negativas como positivas. Algunas personas se pasan el día enfrascadas en autoinstrucciones positivas (personas optimistas) mientras que otras avanzan entre tormentas de pensamientos negativos a lo largo del día (personas pesimistas). A continuación le presentamos un extracto de *Las hazañas del incomparable Mulá Nasrudín*, de Idries Shah, que hace hincapié sobre este punto:

Espero estar muy enfermo

Nasrudin llegó tarde, y pasó entre la multitud que esperaba en la consulta del médico. Repetía en voz alta, una y otra vez: «Espero estar muy enfermo, espero estar muy enfermo». Desmoralizó así tanto al resto de los pacientes que éstos insistieron en que él pasara primero por la consulta del médico.

«¡Espero estar muy enfermo!»

«¿Por qué?»

«¡Odiaría pensar que alguien que se siente como yo está sano y contento!» (pág. 78).

Por razones obvias, a usted le gustaría hacer desaparecer cualquier autoinstrucción negativa de su mente. Ya se siente bastante mal como para que las emociones negativas sostenidas le estén quitando además toda alegría de vivir y le agobien con sentimientos de desespero y de indefensión.

Las autoinstrucciones son automáticas, suceden muy rápido, y no siempre se elaboran en frases completas. Por ejemplo, vamos a suponer que se despierta por la mañana y abre los ojos. Intenta levantarse de la cama y de repente se acuerda de su dolor. Puede que se diga a usted mismo: «Sigue aquí. ¡Agh! ¡Ni siquiera puedo levantarme! ¿Cuándo me dejará en paz? Ya he sufrido bastante. No sirvo para nada... Nunca me curaré... Éste será un día horrible. La vida es horrible. Y a nadie le importa». Si se habla así a sí mismo, ¿por qué *no iba a sentirse* triste o abatido?

En todo caso, debe poner atención en no confundir el hecho de trabajar con sus pensamientos negativos con juzgar sus pensamientos como «buenos» o «malos». La cuestión no es si son buenos o malos, sino si son efectivos o inútiles.

Todos tenemos pensamientos negativos de vez en cuando. Sin embargo, a menudo creamos con ellos una realidad que no es del todo exacta. Muchas autoinstrucciones negativas no son exactas porque distorsionan acontecimientos, exagerándolos, magnificándolos o sometiéndolos a pensamientos de «todo o nada», lo cual nos hace sentir desamparados y fracasados. Nos volvemos víctimas de la idea de que el mundo exterior o los acontecimientos externos son los responsables de nuestras desgracias. Las afirmaciones de dolor aquí descritas son deprimentes o provocan ansiedad porque entrelazan tanto descripciones realistas como irrealistas acerca de lo que está sucediendo. Es verdad que el dolor sigue ahí, y que usted se siente fatal. De todas maneras, el resto de afirmaciones son exageradas, afirmaciones en blanco o negro cuya actitud puede y debe superarse. Por el hecho de que usted sienta dolor, eso no quiere decir que usted necesariamente no sirva para nada; realmente no puede saber si el resto del día seguirá siendo horrible; además, ante un determinado acontecimiento, ¿ha tenido éste algo que ver con que la gente se preocupe o no por usted, para que se haya producido?

El poder del trabajo cognitivo reside en la oportunidad que le brinda para desafiar lo que se dice usted a sí mismo. Puede reflexionar acerca de por qué siente como siente y de cómo puede cambiar eso. Otro pasaje de *Las hazañas del incomparable Mulá Nasrudín* lo ilustra muy bien:

¡Creo que tiene razón!

> Hicieron a Mulá magistrado. Durante su primer caso, el demandante argumentó de una manera tan convincente, que [Nasrudín] exclamó: «¡Creo que tiene razón!». El presidente de la corte le suplicó que se contuviera, porque todavía no había declarado el defensor.
>
> Nasrudín quedó tan conmovido con la elocuencia del defensor que gritó tan pronto como el hombre hubo acabado su defensa: «¡Creo que tiene razón!». Pero el presidente no pudo permitir eso.
>
> «Su excelencia, no pueden tener razón los dos.»
>
> «¡Creo que tiene usted razón!», dijo Nasrudín (pág. 48).

Vamos a ver un ejemplo que ilustra los efectos que diferentes interpretaciones tienen de una misma situación. Suponga que se dirige a una cita y se mete en un atasco. Imagínese a usted mismo respondiendo de dos maneras diferentes:

Respuesta en la situación 1

Pensamientos: «¡No puedo creer que esto me pase a mí! ¿De dónde ha salido toda esta gente? ¿No se dan cuenta de que tengo una cita importantísima? No llegaré ni loco. Tenía que haber imaginado que el tráfico iba a estar imposible. ¡Qué estúpido soy!».

Respuesta física: aumento de la presión sanguínea y de las pulsaciones; respiración entrecortada y superficial; tensión muscular en aumento... En resumen, respuesta de estrés.

Respuesta emocional: ira, frustración y culpa.

Respuesta en la situación 2

Pensamientos: «¡Vaya atasco! Esto sí que es mala suerte. Mis posibilidades de salir de este embrollo de tráfico son nulas, estoy en mitad de un puente. Puede que llegue tarde, pero eso es algo que ahora no puedo controlar. Aprovecharé este tiempo para practicar la respiración diafragmática mientras pongo mi cinta de Mozart favorita en el radiocasete. ¡Bien, tomaré unas minivacaciones!».

Respuesta física: si hay alguna, disminuye la presión sanguínea y las pulsaciones; respiración relajada; tensión muscular disminuida.

Respuesta emocional: resolución, aceptación y control.

¿Qué diferencias hay entre estas dos situaciones? ¿Cuál es la naturaleza de los pensamientos en la situación de respuesta 1 que puede estar predisponiéndolo a la ira y a la frustración? Subraye las afirmaciones que en la situación 1 supongan una reflexión correcta de la situación. Ahora considere la situación 2: ¿en qué difiere de la situación 1? Subraye las afirmaciones que reflejen la situación con exactitud en la situación 2.

Su reacción inmediata ante todo esto puede ser que sienta que tiene derecho a estar frustrado y agitado cuando le suceden cosas desagradables. ¡Y es cierto! Pero estamos hablando de elecciones. Si su manera favorita de reaccionar es ponerse nervioso y agitado, adelante. Pero si piensa que su estado emocional negativo está haciendo aumentar su malestar emocional y su dolor físico, entonces siga leyendo.

Pensamientos irracionales y distorsionados

¿De dónde salen estos pensamientos «locos y salvajes»? ¿Por qué de vez en cuando aparecen estas distorsiones que alteran lo que realmente está pasando? La psicología moderna y los científicos de la conciencia apenas están empezando a apreciar el potencial de la mente y la necesidad de entender cómo y por qué pensamos de la manera en que lo hacemos.

Las observaciones siguientes (véanse las «Lecturas suplementarias») pueden ayudarle a emprender su viaje particular hacia una mayor conciencia de sus procesos mentales:

- Nuestras creencias culturales y nuestro vocabulario influye en lo que percibimos del mundo que nos rodea (Edward Hall y Robert Cialdini).
- Nuestra predisposición a planificar sólo a corto plazo nos hace vulnerables a las consecuencias a largo término (Robert Ornstein).
- El género, así como la cultura, influye en nuestra comunicación interpersonal (Deborah Tannen).

Un buen punto para empezar sería identificar el contenido de las asunciones y creencias que se esconden detrás de sus autoinstrucciones. Algunos psicólogos y otros teóricos han intentado en diferentes ocasiones identificar las fuentes de los pensamientos negativos, así que las ideas que vamos a presentar aquí no son necesariamente nuevas.

> A menudo lo que trastorna a los hombres no son las cosas que suceden, sino las opiniones sobre las cosas... Nuestra opinión es que cuando estemos molestos, afligidos o nos sintamos de más no debemos culpar a los otros, sino a nosotros mismos. La forma de actuar de la persona mal instruida es culpar a otros por su propia mala condición; el que empieza a instruirse se culpa a sí mismo; y el que está completamente instruido no culpa a los otros ni a sí mismo (Epicteto, *circa* 55-135 después de J.C., *Encheiridion*).

Creencias irracionales de Ellis

Un psicólogo, Albert Ellis, ha desarrollado un modelo para enfrentarse a los pensamientos exagerados y cambiarlos por otros más realistas. Este modelo recibe el nombre de «terapia racional emotiva»; su premisa básica reside en que la mayor parte de nuestro sufrimiento proviene de las maneras irracionales con las que percibimos el mundo. Los pensamientos exagerados y autoderrotistas en los que nos enfrascamos nos conducen al pesimismo y a conductas absolutamente ineficaces, y además limitan nuestras posibilidades. Presentamos aquí la lista de las diez «creencias irracionales» de Ellis (de Ellis y Grieger; véanse las «Lecturas suplementarias»). A mí me gusta llamarlas «las asunciones y creencias que nos meten en problemas»:

1. Necesitas el amor y la aprobación de todas las personas significativas de tu entorno.
2. Para considerar que eres una persona valiosa debes ser absolutamente competente y tienes que ser capaz de conseguir todo lo que te propones.
3. Algunas personas son malas, perversas y malvadas, y deben ser castigadas.
4. Es realmente horrible que personas y cosas sean o se conduzcan de una manera que no te gusta.
5. La mayoría de las desgracias humanas están provocadas por acontecimientos externos. La gente lo que hace es reaccionar descargando sus emociones.
6. Debes manifestar miedo, terror o angustia ante todo aquello que te resulte desconocido, nuevo o potencialmente peligroso.
7. Es mucho más fácil evitar las dificultades y responsabilidades de la vida que intentar afrontarlas.
8. Necesitas algo o a alguien más fuerte o más grande que tú en quien confiar.
9. El pasado tiene mucho que ver con el presente; lo determina absolutamente.
10. Se puede conseguir la felicidad a través de la inactividad, la pasividad y el ocio.

Estas creencias no son necesariamente irracionales o locas. Quiero decir, no resultan absolutamente inciertas bajo cualquier circunstancia. Pero son ciertamente irracionales si usted cree en ellas de una forma inquebrantable, si cree que son ciertas bajo cualquier circunstancia, y permite que gobiernen sus pensamientos, o se comporta en toda situación de acuerdo con ellas. Por ejemplo, cometer errores es algo que nos hace sentir mal, pero forma parte de la vida humana.

La naturaleza de la «verdad»

Su primera respuesta ante la lista de creencias irracionales de Ellis quizá sea: «Pero, ¿cómo que eso es irracional? ¡Pero si es verdad!». Si le ocurre eso, párese un momento a pensar acerca de la idea de «verdad».

Nunca olvidaré una vez que estaba hablando con un grupo de pacientes acerca de cómo se sentían cuando alguien les adelantaba por el arcén mientras ellos esperaban en el atasco de la carretera 128 (la mayor ronda de circunvalación de Boston). Estallaban en protestas: «No pueden hacer eso». «Tienen mucha cara.» «¿Dónde está la policía cuando la necesitas?» Entonces les pregunté cuántos no habían ido *nunca* por el arcén en la carretera 128. Nadie levantó la mano.

A veces nos aferramos a la «verdad», pero, ¿de qué verdad estamos hablando? Un tercer extracto de *Las hazañas del incomparable Mulá Nasrudín* nos dice que podemos estar ante una cuestión fundamental:

Cómo creó Nasrudín la verdad

«Leyes como ésta no pueden ayudar a hacer que la gente sea mejor», dijo Nasrudín al rey. «Deben practicar cosas que les pongan en contacto con su verdad interior. Este tipo de verdad sólo parece verdad desde fuera.»

El rey decidió que podía y que le gustaría hacer que la gente observara la verdad. Podía hacer que practicaran la veracidad.

En la puerta de su ciudad había un puente. Mandó construir allí una horca. Al día siguiente, cuando se abrieron las puertas, el capitán de la guardia se situó a la entrada con un escuadrón de sus tropas para ver quién entraba.

Se anunció: «Se preguntará a todos. A quien diga la verdad, se le dejará pasar. A quien mienta, se le ahorcará».

Nasrudín dio un paso al frente.

«¿Adónde vas?»

«Voy –dijo Nasrudín lentamente– a que me ahorquen.»

«¡No te creemos!»

«Muy bien, ¡si he mentido, colgadme!»

«Pero si te colgamos por mentir, ¡haremos que lo que has dicho sea cierto!»

«Es verdad; ahora sabéis qué es la verdad... ¡es VUESTRA verdad!» (pág. 7).

Los diez tipos de distorsiones cognitivas de Burns

Otro modelo para clasificar las autoinstrucciones negativas proviene de David Burns, un psiquiatra del Centro Médico Presbiteriano de Filadelfia. Sus escritos sobre las técnicas cognitivas han constituido una gran aportación para hacer llegar estas poderosas herramientas mentales al público en general. En su experiencia clínica, ha establecido que hay diez categorías de distorsiones cognitivas que pueden conducir a estados emocionales negativos. Lea lo que sigue y compruebe si alguna de estas categorías le parece familiar:

1. *Pensamiento todo-o-nada:* se refiere a la tendencia a evaluar cualidades personales o situaciones extremas, en categorías dicotómicas de blanco o negro. Por ejemplo, antes de desarrollar el dolor crónico en su vida, usted solía jugar a fútbol los fines de semana. Ahora piensa: «No puedo jugar a fútbol. Nunca podré volver a hacer deporte».

   Existe una ventaja al pensar en términos absolutos de todo-o-nada. La realidad se hace más predecible, y crea la sensación de que existe un orden en el mundo alrededor de usted. A su vez, esto debe proporcionarle límites para controlar su mundo. Pero por desgracia, no funciona así. Lo único con lo que contamos es con la incertidumbre. Es posible vivir con esa incertidumbre, pero exige un tiempo de aprendizaje. Y para ayudarle están las técnicas que aprende aquí.

2. *Generalización excesiva:* se refiere a la tendencia a ver un acontecimiento negativo aislado como un patrón interminable de defectos. Tomando el ejemplo anterior, sería como decir: «Nunca podré volver a disfrutar de nada». Dijimos que

a la desdicha le gusta la compañía, pero globalizando la desgracia de esta manera sólo conseguiremos crear una sensación exagerada de rechazo y de soledad.

3. *Filtro mental*: se refiere a la tendencia a explayarse sólo en un acontecimiento negativo aislado, y percibir así la situación completa como negativa. Por ejemplo, está usted preparando un almuerzo para sus amigos y descubre que le falta un ingrediente para hacer ese plato que había planeado. Lo único que se le ocurre pensar es que el almuerzo se ha ido a hacer gárgaras. Incluso siente indigestión.

4. *Descalificación de lo positivo*: se refiere a la tendencia a coger acontecimientos neutros o incluso positivos y convertirlos en negativos. Por ejemplo, un amigo viene a visitarle y le dice que tiene muy buena cara. Su pensamiento inmediato es: «No tengo buena cara. No entiende nada». Puede que no sirva de nada, pero intente articular un «gracias» antes de comprobarlo. ¡A lo mejor no tiene tan mala cara como usted cree!

5. *Conclusiones apresuradas*: se refiere específicamente a la tendencia de saltar hacia conclusiones negativas que no se justifican a partir de los hechos de la situación. Las dos maneras de saltar hacia las conclusiones son la «lectura de pensamiento» y el «error del adivino»:

   A. *Lectura del pensamiento*: usted asume que sabe por qué alguien hace lo que hace y no se molesta en comprobarlo. Por ejemplo, se cruza con un compañero de trabajo en el vestíbulo y le dice: «¡Hola!». Él no responde. Y piensa: «Estará enfadado conmigo. ¿Qué le he hecho?». Cuando lo comprueba, se da cuenta de que su compañero de trabajo está preocupado porque tiene a su hijo enfermo en casa.

   B. *El «error» del adivino*: usted «sabe» que las cosas saldrán mal. Entregado a su mala suerte, lo predice como un hecho consumado. Por ejemplo, se levanta con dolor de cabeza. y dice: «Ya se me estropeó el día. Con tantas cosas como tengo que hacer, no terminaré nunca».

6. *Magnificación y minimización*: en la magnificación, se exagera la importancia de un acontecimiento negativo o de un error. Si, por ejemplo, experimenta un estallido en su dolor, puede que se diga a sí mismo: «¡No puedo más! ¡No puedo soportarlo más!». Y de hecho, sí puede. Tal vez no quiera, y eso es normal, pero puede hacerlo. La minimización, al contrario, toma acontecimientos positivos o cualidades y niega su importancia. Por ejemplo, un miembro de su familia le comenta lo agradable que es tenerle a usted cuando la familia sale de paseo, y usted replica: «Sí, es perfecto, sobre todo cuando no puedo participar de las actividades que hacemos...».

7. *Razonamiento emocional*: se refiere a considerar sus emociones como una evidencia de la verdad. Si siente que algo está bien, tiene que ser verdad. Por

ejemplo, puede que le dé por pensar: «Siento que no valgo para nada. [Será que] no *valgo* para nada».

8. *Categorización*: se refiere específicamente a identificar un error o una cualidad negativa y pasar a describir la situación global o individual en términos de esa cualidad. Por ejemplo, en lugar de verse a sí mismo como una persona que tiene un problema con el dolor, puede que se diga: «Soy defectuoso, imperfecto, y sin ninguna cualidad remarcable».

9. *Personalización*: se refiere a atribuirse la responsabilidad de un acontecimiento negativo cuando las circunstancias escapan a su control. Por ejemplo, va usted con su esposa a comer a un restaurante de lujo, pero tanto el servicio como la comida no dan la talla. Y usted se siente responsable por haber hecho una mala elección y «arruinado» la velada que tenían que pasar juntos.

10. *Afirmaciones imperativas*: son intentos para motivarse a sí mismo, diciéndose cosas del estilo de «Tengo que saber más», «Tengo que ir», o «Tengo que hacerlo». Tales afirmaciones le predisponen a sentirse resentido y bajo una gran presión. Implican también que está cumpliendo ante una autoridad externa.

«Viejas casetes»

Las creencias irracionales y distorsiones cognitivas descritas aquí son como viejas casetes que ya escuchamos en nuestras experiencias tempranas como niños. Reflejan las respuestas que observamos en nuestras familias, nuestros maestros, y en la sociedad en la que nos desarrollamos. Loretta LaRoche, una cómica que enseña sus principios a través del humor, utiliza una imagen muy útil con el gran autobús escolar amarillo que cada persona conduce a través de la vida. Algunas personas suben y bajan, pero otras tienen un billete vitalicio. Se incluyen padres, maestros, ex amantes, amigos, mentores... estén vivos o hayan muerto. Siempre hay alguien que piensa que conoce el mejor camino para ir donde usted va, y puede que a veces encuentre a esa persona sentada en el sitio del conductor. Pero ésta es su oportunidad para decidir quién está conduciendo su autobús realmente. Volviendo a la metáfora de las casetes, ésta es su oportunidad para guardar las viejas y grabar otras nuevas.

Existen diferentes tipos de casetes, cada una con temas recurrentes. Por ejemplo, puede usted asumir toda o ninguna responsabilidad sobre algo («El dolor es culpa mía» o «El dolor es culpa tuya»). O puede que espere una coherencia en el mundo que no existe («Si no soy bueno, me ocurrirán cosas muy malas»). O quizá sienta que pensar de forma negativa le traerá mala suerte («Esta mañana me encuentro mejor, pero si se lo digo a alguien el dolor empezará de nuevo»). Pensar de forma restrictiva y bajo patrones inconscientes (las viejas casetes) le quita a menudo la flexibilidad necesaria para enfrentarse a este mundo cambiante y a sus problemas personales.

Supervise sus pensamientos automáticos y otras respuestas

Formato de un ejercicio

Cada vez que sienta ansiedad, tristeza o frustración, puede utilizar el formato de ejercicio que pasamos a describir, ya que le permitirá empezar a actuar, más que a reaccionar, frente a acontecimientos que suceden a su alrededor. De nuevo, no pretendemos ni en este ejercicio ni a lo largo del capítulo juzgar la «bondad» o «maldad» de sus pensamientos negativos. El problema con los pensamientos negativos que se mantienen durante un largo periodo de tiempo es sencillamente que no conducen a la resolución de problemas ni responden de una manera efectiva a lo que sucede a su alrededor.

El siguiente ejemplo ilustra el contenido del ejercicio:

Un día que pretendía visitar a un amigo se levanta con un fuerte dolor. (*Situación*)
¿Qué se diría a sí mismo? (*Pensamiento automático*) _____
¿Cómo se sentiría? (*Respuesta física*) _____
¿Cómo se sentiría emocionalmente? (*Respuesta emocional*) _____
¿Qué creencias irracionales o distorsiones cognitivas estaría empleando? Refiérase a las páginas anteriores para encontrar la lista (*Distorsiones cognitivas*) _____
¿Qué podría decirse que fuera realista y centrado en la acción? (*Pensamiento reencuadrado*: se discutirá más adelante) _____

Al final del libro encontrará un cuaderno para el registro diario de pensamientos automáticos que puede copiar y llevar con usted, para capturar y anotar sus pensamientos automáticos y otras respuestas ante acontecimientos estresantes, de la manera que hemos descrito. No intente fiarse siempre de su memoria, ya que a medida que el tiempo pasa se minimiza la activación emocional y las respuestas emocionales negativas. Sólo será consciente de los síntomas físicos, como la tensión muscular o las palpitaciones, pero no de las emociones y pensamientos. Escribiendo todo lo que pueda acerca de la situación y de sus sensaciones físicas será capaz de asimilar todas las emociones y pensamientos. Poco a poco, con tiempo y práctica, logrará cambiar esas respuestas negativas a medida que ocurran. Recuerde también que puede explorar estas emociones y cogniciones negativas no solamente con su dolor, sino en la situación que usted desee.

Trabajar con la ira

La ira necesita de un enfoque un poco diferente. Abordar la comprensión de sus respuestas cognitivas y emocionales ante acontecimientos estresantes conlleva un trabajo implícito de toma de responsabilidad frente al hecho de desplegar esas respuestas negativas. Es decir, pese a que quizá no controle usted los acontecimientos que le causan ansiedad o tristeza, sí tiene algún control sobre sus repetidas respuestas negativas ante tal acontecimiento. Usted pierde el control dado que su ira está asociada a la culpabilización del mundo exterior en general, de ciertos eventos o de ciertas personas por hacerle infeliz. Bajo estas circunstancias se hace realmente necesario identificar su verdadero papel en el problema, incluso si se reduce al hecho de que durante mucho tiempo ha permanecido enfadado. ¿Cómo puede resolver esta ira y seguir adelante con su vida?

A muchas personas, abandonar toda la ira que llevan dentro les hace sentir como si tiraran la toalla, como si admitieran toda su culpa o responsabilidad. Manteniéndose en su postura de intentar culpabilizar a alguien, dicen: «De acuerdo, no es *tu* culpa, debe de ser, pues, *mi* culpa». Asignar una responsabilidad por un daño causado en las circunstancias adecuadas puede resultar de ayuda para cerrar o resolver una equivocación. Sin embargo, permanecer con esa ira frente al error no ayuda en absoluto, sólo contribuye a alimentar los sentimientos de victimización, depresión y ansiedad. Identificar dónde está su control y su responsabilidad en sus respuestas cognitivas y emocionales puede ayudarle a avanzar hacia el siguiente paso: reenfocar sus pensamientos. Es bueno que se pare a pensar si ha estado enfadado durante un tiempo. El tema de la ira se tratará a fondo en el siguiente capítulo; y trataremos también de ayudarle a encuadrar de nuevo sus pensamientos en la siguiente sección, después de acercarnos al control de preguntas del tipo «¿por qué?».

«¿Por qué a mí?»

Posiblemente se haya preguntado usted de vez en cuando: «¿Por qué me pasa esto a mí? ¿Cuándo se acabará? ¿Por qué a mí? ¿Por qué? ¿Por qué? ¿Por qué?». Todas estas preguntas pueden avasallarle, cargarle de ansiedad, ya que pueden conducirle a la idea irreal de que debe ser capaz de responderlas. Además, pueden crear la ilusión en usted de que los problemas que se esconden detrás de estas cuestiones están siendo tratados y que por tanto serán resueltos. Sin embargo, el hecho es que no hay respuestas definitivas para estas preguntas.

Para entrar a fondo en estas preguntas de manera que podamos aplicar el ejercicio de control descrito un poco más abajo es preciso que tenga en cuenta las asunciones escondidas tras estas preguntas. Por ejemplo, ¿cree usted que existe una razón para todo y que además debe conocerla? ¿Le invade el secreto temor de que alguien que tenga estas sensaciones tiene que haber hecho algo bastante malo? Si alguien le dijera que su dolor iba a desaparecer en seis años y dos meses exactamente, ¿sería capaz de vivir cómodamente a partir de ahora? Una vez que haya identificado estas asunciones, compárelas con la lista de creencias irracionales y distorsiones cognitivas que hemos comentado antes. ¿Cuáles contienen sus asunciones?

Las preguntas «¿por qué?» no deben confundirse con aquellas que intentan aproximarse al significado de nuestras vidas. No encontrará el significado de su vida mediante una letanía de preguntas «¿por qué a mí?»; estas preguntas no son más que otra forma de pensamiento negativo.

Reformule sus pensamientos

> La mayor revolución de nuestro tiempo es el conocimiento de que el ser humano, cambiando las actitudes internas de su mente, puede transformar los aspectos exteriores de su vida.
>
> WILLIAM JAMES

Usted puede empezar a reformular sus pensamientos –es decir, cambiar sus autoinstrucciones–, usando una de estas tres técnicas.

Técnica de reformulación número 1: desafiar los pensamientos automáticos

En esta primera técnica, usted se dispone a desafiar la realidad de sus pensamientos automáticos de la manera siguiente: primero, identifique o sitúe sus pensamientos automáticos negativos. Después, examine estos pensamientos identificados a partir de las creencias irracionales, distorsiones o actitudes autoderrotistas que le pueden haber hecho sentir así. Con este material de trabajo ya dispuesto, puede empezar a superar la exactitud de sus pensamientos. A menudo, al cambiar los pensamientos desaparece la respuesta emocional. Otras veces lo que ayuda a alterar ese sentimiento es simplemente describirse la realidad de la situación a usted mismo.

Por ejemplo, ¿es cierto que por tener dolor crónico tiene usted defectos y es imperfecto? Espero que ahora sea capaz de responder enérgicamente «¡No!». Lo que sí es cierto es que usted tiene un problema relacionado con el dolor y ese problema modifica la manera en que puede entregarse a ciertas actividades. La afirmación «Tengo defectos» es una exageración desmesurada del tipo «categorización» (la número 8 en la lista de distorsiones cognitivas de Burns). Reconociendo esto será capaz de decirse algo como: «Tener dolor puede estar limitando mis actividades, pero no tiene porqué reflejarse en mi carácter», o «He descubierto que marcando mi propio ritmo todavía puedo hacer cosas y sentirme bien conmigo mismo, ya que estoy demostrando la valentía de ir más allá de mis limitaciones». ¿Cómo se siente diciendo esto?

Sin embargo, debe ir con cuidado con una cosa: reformular no quiere decir que sustituya un pensamiento negativo con uno positivo exagerado e inexacto; por ejemplo, levantarse por la mañana sintiendo dolor y diciendo «¡Qué experiencia tan maravillosa!», en lugar de «¡Ya se fastidió el día entero!». Se dará cuenta de cuál es la afirmación que más corresponde a la situación porque se sentirá mejor, más aliviado, con menos ansiedad, menos triste.

Usando la técnica 1, ¿cómo puede cambiar la respuesta ante una mañana en que se levanta sintiendo más dolor que el día anterior, y en la que había planeado ir a visitar a un amigo? Escriba aquí la reformulación de su pensamiento.

_____

_____

_____

Técnica de reformulación número 2: clarificación del problema y qué es lo que usted puede hacer

He aquí una segunda manera de reformular. Ayuda a clarificar el problema real después de haber identificado la autoinstrucción negativa. También ayuda a orientarle acerca de en qué aspectos tiene usted control o poder ante una situación aparentemente imposible. A continuación le mostramos un ejemplo:

Establecer el problema:	*Me levanto con dolor.*
Establecer por qué es un problema:	*Porque había planeado ir a visitar a una amiga esta mañana.*
Identificar:	

¿Qué puede hacer? *Veré qué tal me sienta una ducha, practicaré una técnica de RR y me tomaré dos aspirinas, a ver cómo me siento después.*

¿Qué necesita? *Puedo pedirle a mi amiga que venga ella aquí, o que quedemos en algún sitio más cerca. O puedo ir otro día. Estas cosas suceden. Son parte de mis limitaciones. Pero sé qué hacer para cuidar de mí mismo.*

¿Cómo se siente? *Triste, pero bajo control.*

Técnica de reformulación número 3: técnica de la flecha vertical

Puede que el problema resida también en identificar qué es lo que va mal con respecto a sus autoinstrucciones. Cuando parece que se acerca con mayor exactitud, usted empieza a sentirse peor. Ante esta situación existe una tercera manera de reformular sus pensamientos; es la técnica de la flecha vertical, diseñada por David Burns (véase «Lecturas suplementarias»). En esta técnica, usted enfoca de diferente manera sus pensamientos negativos. Empieza por enfrentarse a su autoinstrucción negativa y se pregunta a sí mismo: «Si lo que me digo es verdad, ¿por qué me molesta tanto?». «¿Qué tiene de malo?», o «¿Qué es lo peor que me podría pasar?». Escriba entonces sus respuestas a todas estas preguntas e imagine una flecha –incluso puede dibujarla– en sentido vertical a continuación de estas respuestas.

Hágase luego las mismas preguntas descritas aquí arriba, con respecto a la última respuesta que ha dado. Y dibuje otra flecha vertical tras escribir todas las respuestas que se le ocurran ante las preguntas. De nuevo, tras la flecha, vuelva a someterse a las mismas preguntas, con la mirada puesta en las últimas respuestas. Continúe así hasta haber identificado todas las distorsiones cognitivas, creencias irracionales, miedos y asunciones que se escondían tras el pensamiento original que intentaba estudiar. Le mostramos un ejemplo:

Se levanta una mañana con dolor. Dice: «No sirvo para nada». Entonces dígase a usted mismo: «Si eso es verdad, ¿por qué me molesta tanto?». «¿Qué tiene eso de malo?», o «¿Qué es lo peor que podría pasar?»

Puede responder: «Nunca podré hacer nada de lo que la gente espera que haga». Pregúntese de nuevo: «Si eso es verdad, ¿por qué me molesta tanto?». «¿Qué tiene eso de malo?», o «¿Qué es lo peor que podría pasar?» (las flechas representan las preguntas).

Puede responder: «Mis amigos me odiarán porque no soy de fiar».

Responde: «Pronto me quedaré sin amigos».

⇓

Responde: «Tengo miedo de quedarme solo».

Y así sucesivamente. En el ejemplo que acabamos de describir, el desencadenante de su pánico y depresión puede ser cualquier situación que ponga de manifiesto el miedo a quedarse solo que usted ha subrayado. Una vez que ha identificado de dónde sale su miedo, puede dar los pasos necesarios para enfrentarse a su soledad.

La Escala de actitudes disfuncionales (EAD) que presentamos al final de este capítulo también puede resultarle de gran ayuda para identificar la manera rígida con que usted sostiene las creencias irracionales y distorsiones cognitivas que le hacen tan vulnerable al estrés diario. Mis colegas y yo pensamos que la EAD ayuda mucho a identificar las raíces de algunas de las expectativas o asunciones perturbadoras que la gente alberga (a menudo desconocidas, hasta que se someten a estudio). Por ejemplo, si usted tiene una puntuación baja en perfeccionismo y realización en la EAD, puede que descubra que la mayoría de los pensamientos negativos que ha registrado esa semana hayan sido generados en escenarios en los que tenía que cambiar sus creencias acerca de que todo lo que hacía tenía que ser perfecto (por ejemplo: «Si no trabajo, no merezco ninguna diversión»; «Si cometo un error, significa que soy estúpido e imperfecto»; «Seré un padre horrible si no consigo jugar a baloncesto con mis hijos»). Superar estas asunciones y expectativas inflexibles puede ser parte de su toma de decisión de sentarse en el asiento del conductor en el autobús amarillo de su vida, o de elegir con qué viejas o nuevas «casetes» quiere llenar su vida (tomando prestadas las dos metáforas que usamos en la primera parte de este capítulo).

Práctica de la reformulación

La práctica de estas técnicas no convertirá todas las cosas que le suceden en menos estresantes. En todo caso, le permitirá identificar cuáles son sus opciones y controlar los acontecimientos diarios de la vida, y le dotará de más armas para superarlos. Recomendamos abiertamente los libros de David Burns para un trabajo más exhaustivo en esta área (véase «Lecturas suplementarias»).

Intente practicar las tres técnicas de reformulación que le hemos presentado aquí. Puede que le resulte todavía muy extraño cambiar lo que piensa al adaptar lo que se dice a usted mismo, así que tiene que practicarlo a conciencia para adquirir habilidad. Al principio lo que conseguirá, con un poco de suerte, es cambiar sus pensamientos después de haber hecho algo. Pero en algún momento será capaz de empezar a reformular tan pronto empiece a oír su charla mental. Sabrá cuándo ha capturado los pensamientos que le producen emociones negativas porque al leerlos, estas emociones se recrearán en usted. Pero atención con las preguntas del tipo: «¿por qué yo?». Vaya más allá de las presunciones y expectativas que se esconden tras ellas. Se dará cuenta de cuál es una buena reformulación para sus pensamientos porque se sentirá mucho mejor y en posesión de un mayor control.

Veamos ahora lo que le sucedió a Joan (véase la cita de principio del capítulo). Hacia el final del programa, su manera de pensar había sufrido una profunda transformación. Lo que sigue es el principio de un poema escrito por ella, basado en el drama por el que tuvo que pasar durante el programa:

Un amigo me mostró una urna de cemento gris, del tamaño de un pozo. Se abrió suavemente.

Dentro habían miembros, brazos y piernas flotando en un líquido oscuro y ligero.

Un hombre se sumergió hasta el fondo y sacó mi cuerpo a flote. No estaba muerto, sólo medio muerto, de alguna manera se mantenía vivo, como si tuviera unas gafas de buceo y un respirador.

Me daba miedo mirarlo, pero miré.

Cuando vi que era yo, me volví hacia mi amigo y hacia mi marido, y con profunda alegría les dije: «Estoy contenta de seguir viviendo».

Miré cómo el hombre sacaba mi cuerpo de la urna, y se ponía a caminar a su lado. Poco a poco mi cuerpo fue recuperando la vida.

El hombre condujo mi cuerpo en un bote hacia una multitud que se había acercado para mirar. Los dos fueron caminando en medio de esa multitud.

Al hacer eso mi cuerpo se transformó. Se llenó de luz y quedó cubierto de ropas blancas y ligeras. La cabeza se me llenó de un cabello largo y rubio.

En la proa del barco, mi cuerpo se elevaba hacia el cielo, y la gente aplaudía.

Mirando todo aquello pensé para mí misma: «¡Qué hermosa estoy!»

Resumen

- Para comprender del todo su experiencia de dolor, necesita entender qué está pasando tanto en su cuerpo *como* en su mente; si sus respuestas frente al dolor crónico son de índole física y emocional, el tratamiento deberá responder también a ambos.
- Usar tópicos psicológicos para pacientes con dolor crónico sólo ayuda cuando se aplica para entender el proceso por el que pasan los pacientes y para formular un plan de tratamiento.
- La manera en que usted siente se puede ver afectada por sus pensamientos automáticos y por sus autoinstrucciones. Es más, si consigue cambiar o reformular sus autoinstrucciones negativas, puede cambiar de hecho la manera de sentir.
- Nuestras creencias culturales y nuestro vocabulario influyen en la manera en que percibimos el mundo que nos rodea; nuestra predisposición a considerar solamente los planes a corto plazo nos hace muy vulnerables a las consecuencias a largo plazo; asimismo, el género y la cultura son otros dos factores que influyen en nuestra comunicación interpersonal.
- Albert Ellis desarrolló un modelo llamado «terapia racional emotiva», para enfrentarse a las creencias irracionales y cambiarlas por otras más realistas.
- David Burns ha desarrollado otro modelo de aproximación a las autoinstrucciones negativas. Identificó diez categorías de «distorsiones cognitivas» susceptibles de conducir hacia estados emocionales negativos.
- Para permitirle evaluar y empezar a cambiar sus respuestas se hace necesaria una supervisión de sus pensamientos automáticos y de otras respuestas ante situaciones estresantes. Temas como el de la ira y el de las preguntas tipo «¿por qué yo?» requerirán una especial consideración.
- Una buena manera para ayudarle a identificar cuáles son sus opciones y ganar control sobre sus respuestas frente a las dificultades cotidianas puede ser la reformulación de los pensamientos asociados con estados emocionales negativos. Presentamos aquí tres técnicas de reformulación:

- Desafiar a los pensamientos automáticos.
- Clarificar el problema y ver qué se puede hacer.
- La técnica de la flecha vertical.

Tareas de exploración

1. Manténgase al tanto de sus pensamientos automáticos cada vez que experimente un estado emocional negativo (tristeza, ansiedad, miedo o celos) o cada vez que sienta que su tensión o estrés está aumentando. (También puede tener pensamientos automáticos ante estados emocionales positivos, pero por supuesto no necesita esforzarse por cambiar esos estados emocionales.) Copie la hoja de registro que se encuentra el final del libro y rellénela. Primero anote el acontecimiento desencadenante (*situación*). Después de anotar en un papel los pensamientos que le acuden en ese momento (*pensamientos automáticos*), indique en qué estado se encuentra física (*respuesta física*) y emocionalmente (*respuesta emocional*). Anote entonces qué creencia irracional o distorsión cognitiva cree que se esconde tras estas autoinstrucciones (*distorsión cognitiva*). Para acabar, vea si puede cambiar lo que se dice a usted mismo de forma que le parezca una afirmación más realista (*reformulación del pensamiento*). ¿Cómo le hace sentir, tanto a nivel físico como emocional, llevar a cabo esta actividad?

    La práctica regular de las técnicas de RR (véase el capítulo 3) debe ayudarle en esta autoobservación. Si no ha estado practicando diariamente estas técnicas de RR, le resultará difícil llevar a cabo el ejercicio y será un buen momento para plantearse su compromiso con estas técnicas.

2. Una manera muy efectiva de adquirir habilidad con las técnicas que hemos presentado aquí consiste en sentarse a escribir cada día durante diez o veinte minutos acerca de los acontecimientos estresantes o desafiantes que se le presentan, especialmente si está encontrando dificultades en identificar las situaciones o sus pensamientos automáticos cuando estas situaciones se presentan. La cita con la que se inicia este capítulo proviene de un ejercicio como éste. Además, investigaciones de James Pennebaker publicadas en su libro *Opening Up: The Healing Power of Confiding in Others* (véanse las «Lecturas suplementarias») nos informan de que el simple hecho de escribir acerca de acontecimientos que producen estrés resulta terapéutico en sí mismo.

    El hecho de escribir sus pensamientos también le permitirá ver que sus pensamientos automáticos y sus creencias irracionales se presentan de una manera increíblemente coherente; lo único que cambia es el escenario donde se presentan. También descubrirá que la coherencia se extiende a su estilo emocional de respuesta ante los problemas. A Joan, por ejemplo, le parecía que lo suyo era la ansiedad. Gente que piensa de una manera ansiosa suele hacer un montón de preguntas del tipo «¿y qué si...?». Para otros su respuesta predominante puede ser de estilo depresivo, y su discurso está plagado de afirmaciones como «no puedo...», «nunca conseguiré...». Puede darse el caso de estilos mezclados, pero por lo general predomina uno solo.

3. Responda a la Escala de actitudes disfuncionales (EAD) que aparece al final de este capítulo. Antes de identificar las categorías en las que puntuó en el mínimo (los números negativos, o los positivos más bajos), lea las cinco preguntas que componen cada categoría e identifique las creencias irracionales o distorsiones cognitivas que se asocian con ellas. Utilice esta información para desafiar algunas de las autoinstrucciones negativas en las que se enfrasca de vez en cuando y para identificar patrones que pueden romper su paz mental. Puede que hacer todo esto le resulte molesto, pero recuerde que la verdad le hará libre.

4. Anote una meta que le gustaría cumplir en relación con este capítulo. Como siempre, compruebe que esta meta esté definida en términos de conducta y con los pasos que *usted* debe cumplir para conseguirla. He aquí un ejemplo:

Meta: *Examinar mis pensamientos automáticos cuando me doy cuenta de que me estoy deprimiendo o poniendo nervioso/a.*

Pasos a seguir para conseguir esta meta:

A. *Copiar la hoja de registros que hay al final del libro y llevarla siempre encima.*
B. *Si no consigo identificar mis pensamientos negativos, haré el ejercicio de ir escribiendo todo lo que me sucede, a ver qué es lo que sale.*
C. *Tras responder a la EAD, examinaré con qué clase de situaciones se asociaba mi depresión o ansiedad, y comprobaré si encajan con las actitudes autoderrotistas en las que he puntuado en la EAD.*

Ahora le toca a usted:

Meta: _____

Pasos a seguir para conseguir mi meta:

A. _____
B. _____
C. _____
D. _____

Además, anote sus planes de contingencias. Recuerde que consisten en identificar los obstáculos que pueden interponerse en la consecución de esa meta y las soluciones que usted puede proponer para asegurar el éxito de la meta propuesta.

Obstáculos	Soluciones
A. _____	_____
B. _____	_____
C. _____	_____
D. _____	_____

Lecturas suplementarias

Los libros siguientes proporcionan ideas y observaciones adicionales respecto al cómo y al porqué de nuestros pensamientos:

1. Paul Cialdini, *Influence: The Psychology of Persuasion,* Nueva York, William Morrow, 1993.
2. Robert Ornstein, *Evolution of Consciousness,* Nueva York, Prentice-Hall, 1991.
3. Edward T. Hall, *Beyond Culture,* Garden City, NY, Doubleday, 1976.
4. Idries Shah, *The Pleasantries of the Incredible Mulla Nasrudin,* Londres, Octagon Press, 1983 (trad. cast.: *Las ocurrencias del increíble Mulá Nasrudín*, Barcelona, Paidós, 1ª ed., 3ª reimpr., 1996).
5. Idries Shah, *The Subtelies of the Inimitable Mulla Nasrudin and the Exploits of the Incomparable Mulla Nasrudin,* Londres, Octagon Press, 1983 (trad. cast.: *Las hazañas del incomparable Mulá Nasrudín*, Barcelona, Paidós, 3ª reimpr., 1997).
6. David Burns, *The Feeling Good Handbook,* Nueva York, Penguin Books, 1989.
7. David Burns, *Ten Days to Self-Esteem,* Nueva York, Quill/William Morrow, 1993.
8. Deborah Tannen, *You Just Don't Understand: Women and Men in Conversation,* Nueva York, William Morrow, 1990.
9. James Pennebaker, *Opening Up: The Healing Power of Confiding in Others,* Nueva York, William Morrow, 1990.
10. Anthony Robbins, *Awake the Giant Within,* Nueva York, Summit Books, 1991.
11. Albert Ellis y Russell Grieger, *Handbook of Rational-Emotive Therapy,* Nueva York, Springer, 1977 (trad. cast.: *Manual de terapia racional emotiva*, Bilbao, Desclée de Brouwer, 1988).

Escala de actitudes disfuncionales (EAD)

Instrucciones

A medida que rellene este cuestionario, indique en qué medida está de acuerdo o en desacuerdo respecto a cada actitud. Cuando termine, una pregunta clave le permitirá puntuar sus respuestas y generar un perfil de sus sistemas personales de valores. Con ello podrá ver más de cerca cuáles son sus áreas de mayor fuerza psicológica y las de mayor vulnerabilidad.

Responder a este test es algo muy sencillo. En cada una de las 35 actitudes, ponga una cruz en la columna que mejor represente la manera en que usted piensa la mayoría de las veces. Asegúrese de escoger sólo una columna para cada actitud. No existen respuestas «correctas» o incorrectas» a las afirmaciones presentadas, ya que cada uno de nosotros es diferente y puede responder de forma distinta. Para decidir si una actitud determinada representa su filosofía particular, párese a pensar en cómo reacciona ante esas cosas la mayoría de las veces.

Escala de actitudes disfuncionales*

Afirmación	Total coincidencia	Poca coincidencia	Neutro	Moderadamente en desacuerdo	Totalmente en desacuerdo
1. Por supuesto, la crítica molesta a la persona que la recibe.					
2. Lo mejor es dejar de lado mis propios intereses para complacer a los demás					
3. Necesito la aprobación de los demás para ser feliz.					
4. Si una persona importante para mí espera que yo haga algo, tengo que hacerlo.					
5. Mi valor como persona depende en gran medida de lo que los otros piensen de mí.					
6. No puedo ser feliz sin el amor de otra persona.					

Escala de actitudes disfuncionales *(cont.)*

Afirmación	Total coincidencia	Poca coincidencia	Neutro	Moderadamente en desacuerdo	Totalmente en desacuerdo
7. Si no gustas a los demás, seguro que eres más infeliz.	_____	_____	_____	_____	_____
8. Si gente por la que me preocupo me rechaza, quiere decir que el error está en mí.	_____	_____	_____	_____	_____
9. Si alguien a quien amo no me ama, significa que no soy digna de amor.	_____	_____	_____	_____	_____
10. Permanecer alejado de los demás puede conducir a la infelicidad.	_____	_____	_____	_____	_____
11. Si pretendo ser una persona que merezca la pena, al menos tengo que inspirar un cierto respeto.	_____	_____	_____	_____	_____
12. Debo ser una persona productiva, útil y creativa, sino, la vida no tiene sentido.	_____	_____	_____	_____	_____
13. La gente con ideas es más valiosa que la que no tiene ideas.	_____	_____	_____	_____	_____
14. Si no hago las cosas como el resto de la gente, significa que soy inferior.	_____	_____	_____	_____	_____
15. Si fallo en el trabajo, soy un fracasado como persona.	_____	_____	_____	_____	_____
16. Si no vas a hacer algo bien, no tiene sentido intentarlo.	_____	_____	_____	_____	_____
17. Resulta vergonzoso mostrar la propia debilidad.	_____	_____	_____	_____	_____
18. Una persona debe intentar ser la mejor en aquello que se proponga.	_____	_____	_____	_____	_____

Escala de actitudes disfuncionales *(cont.)*

Afirmación	Total coincidencia	Poca coincidencia	Neutro	Moderadamente en desacuerdo	Totalmente en desacuerdo
19. Debería sentirme molesto si cometo un error	___	___	___	___	___
20. Si no me hago los más altos propositos, como mucho acabaré siendo alguien de segunda categoría.	___	___	___	___	___
21. Si creo realmente que me merezco algo, tengo razones para confiar en conseguirlo.	___	___	___	___	___
22. Si encuentro obstáculos para conseguir lo que deseo, no es extraño que me sienta frustrado.	___	___	___	___	___
23. Si antepongo las necesidades de los demás a las mías, ellos me ayudarán cuando necesite algo.	___	___	___	___	___
24. Si soy un/a buen/a esposo/a, seguramente mi marido/mujer me amará.	___	___	___	___	___
25. Si hago algo bueno por alguien, puedo esperar que él o ella me tratará o me respetará tal como yo hago con él o ella.	___	___	___	___	___
26. Debería asumir la responsabilidad de cómo se siente y cómo se comporta la gente que está cerca de mí.	___	___	___	___	___
27. Si critico la manera en que alguien se comporta y esta persona se enfada o se deprime, debo suponer que la he molestado.	___	___	___	___	___

Escala de actitudes disfuncionales *(cont.)*

Afirmación	Total coincidencia	Poca coincidencia	Neutro	Moderadamente en desacuerdo	Totalmente en desacuerdo
28. Para llegar a ser una buena persona, moral y digna, debo ayudar a quien me necesite.	_____	_____	_____	_____	_____
29. Si un niño muestra dificultades de orden conductual o emocional, debo suponer que los padres de este niño han fracasado en algún aspecto importante.	_____	_____	_____	_____	_____
30. Tengo que ser capaz de gustar a todo el mundo.	_____	_____	_____	_____	_____
31. No puedo esperar controlar cómo me siento cuando me sucede algo malo.	_____	_____	_____	_____	_____
32. No tiene sentido intentar cambiar las emociones que me molestan, ya que forman la parte válida e inevitable de la vida diaria.	_____	_____	_____	_____	_____
33. Mi estado de ánimo está firmemente determinado por factores que están más allá de mi control, como el pasado, la química corporal, los ciclos hormonales, los biorritmos, la suerte o el destino.	_____	_____	_____	_____	_____
34. Mi felicidad depende intrínsecamente de todo lo que me sucede.	_____	_____	_____	_____	_____
35. Gente con las marcas del éxito (buena suerte, estatus social, riquezas o fama), tiene que ser más feliz que el resto.	_____	_____	_____	_____	_____

Puntuación del EAD

Ahora que ya ha cumplimentado la EAD, compruebe cuál es su puntuación. Puntúe las respuestas de cada una de las 35 actitudes siguiendo esta clave:

Total coincidencia	Poca coincidencia	Neutro	Moderadamente en desacuerdo	Totalmente en desacuerdo
−2	−1	0	+1	+2

Anote ahora las puntuaciones correspondientes para las cinco primeras actitudes, que miden su tendencia a evaluar su valía en función de las opiniones de los demás y de la cantidad de aprobaciones o críticas que recibe. Vamos a suponer que su puntuación en estas cinco primeras actitudes era +2, +1, −1, +2 y 0. Así, la puntuación total para estas cinco preguntas es de +4.

Proceda de esa manera para anotar las puntuaciones correspondientes a las preguntas 1 a 5, 6 a 10, 11 a 15, 16 a 20, 21 a 25, 26 a 30 y 31 a 35. Señálelas de la manera que le mostramos en este ejemplo:

Ejemplo de puntuación:

Sistema de Valores	Actitudes	Puntuación individual	Puntuación total
I. Aprobación	1 a 6	+2, +1, −1, +2, 0	+4
II. Amor	6 a 10	−2, −1, −1, −2, −2, 0	−7
III. Realización	11 a 15	+1, +1, 0, 0, −2	0
IV. Perfeccionismo	16 a 20	+2, +2, +1, +1, +1	+7
V. Derechos	21 a 25	+1, +1, −1, +1, 0	+2
VI. Omnipotencia	26 a 30	−2, −1, 0, −1, +1	−3
VII. Autonomía	31 a 35	−2, −2, −1, −2, −2,	−9

Anote aquí sus puntuaciones actuales:

Sistema de Valores	Actitudes	Puntuación individual	Puntuación total
I. Aprobación	1 a 6	_____	_____
II. Amor	6 a 10	_____	_____
III. Realización	11 a 15	_____	_____
IV. Perfeccionismo	16 a 20	_____	_____
V. Derechos	21 a 25	_____	_____
VI. Omnipotencia	26 a 30	_____	_____
VII. Autonomía	31 a 35	_____	_____

Cada conjunto de cinco afirmaciones de la escala mide uno de los siete sistemas de valores. La puntuación total para cada conjunto puede fluctuar entre +10 y –10. Ahora podrá leer ciertas indicaciones acerca de cada variable y desarrollar de esta manera su propio perfil filosófico.

Interprete su EAD*

I. *Aprobación* (ítem 1 al 5). Estas afirmaciones revelan su tendencia a basar su propia autoestima en las reacciones de los otros hacia usted. Una puntuación positiva (entre 0 y +10) indica que es usted independiente y con un sentido saludable de su propia valía, incluso en situaciones en que se ve enfrentado a la crítica o a la desaprobación. Una puntuación negativa (entre 0 y –10) indica que usted es ciertamente dependiente, ya que tiende a evaluarse a sí mismo a partir de los ojos de los demás. Se vuelve vulnerable a la ansiedad o a la depresión cuando nota en los otros una crítica o un enfado relacionado con usted.

II. *Amor* (ítem 6 a 10). Estas afirmaciones establecen su tendencia a basar su sentido de propia valía en función de si es amado o no. Una puntuación positiva (entre 0 y +10) indica que usted ve el amor como algo deseable, pero que posee un amplio rango de intereses diferentes que le llenan y le dan placer además del amor. En este caso, el amor no es un requisito imprescindible para su felicidad o para el mantenimiento de su autoestima. Una puntuación negativa (entre 0 y –10) indica que usted ve el amor como una «necesidad» sin la cual no puede sobrevivir o ser feliz. Tiende a adoptar roles inferiores en las relaciones con las personas de las que cuida, por temor a perderlas. Puede llegar a desarrollar conductas manipuladoras con el fin de conseguir afecto o atención de los demás. Irónicamente, a menudo esta actitud necesitada y posesiva lleva a la gente a alejarse, acentuando todavía más su soledad.

---

* Adaptado del libro de David Burns, *Feeling Good: The New Mood Therapy* (Nueva York, William Morrow, 1980). Derechos reservados en 1980 por David Burns. Adaptado con la autorización del autor y del editor (trad. cast.: *Sentirse bien*, Barcelona, Paidós, 1989).

III. *Realización* (ítem 11 a 15). Estas afirmaciones indican su tendencia a basar su autoestima en su capacidad para ser productivo/a. Una puntuación positiva (entre 0 y +10) indica que usted disfruta de la creatividad y productividad pero no depende de ellas para mantener su autoestima y satisfacción. Una puntuación negativa (entre 0 y −10) indica que es usted «adicto al trabajo». Su sentido de autovalía y su capacidad para la alegría dependen íntimamente de su productividad. Si su negocio se hunde, o usted se retira, o se pone enfermo o está de baja, se pone a sí mismo al borde de una crisis emocional.

IV. *Perfeccionismo* (ítem 16 a 20). Estas afirmaciones indican su tendencia a basar su sentido de la autovalía en su habilidad para evitar los fracasos o los errores. Una puntuación positiva (entre 0 y +10) indica que usted posee una gran capacidad para establecer normas y patrones de vida flexibles, apropiados y significativos. Disfruta de los procesos y experiencias por sí mismas, no por su relación con los resultados. De hecho, usted no tiene porqué ser destacado en todo. No teme a los errores, sino que los ve como oportunidades para crecer y aprender. Una puntuación negativa (entre 0 y −10) indica que usted se exige perfección a sí mismo, ve los errores como «tabúes», y los fracasos como algo «peor que la muerte», e incluso las emociones negativas constituyen un desastre. Vive bajo normas personales imposibles e irreales, y la vida se vuelve triste y tediosa.

V. *Derechos* (ítem 21 a 25). Estas afirmaciones miden hasta qué punto usted siente que se merece lo mejor en esta vida, simplemente porque usted es usted. Una puntuación positiva (entre 0 y +10) indica que no siempre siente que algo le pertenece por derecho, sino que lo negocia y, si realmente lo quiere, lo consigue. Se da cuenta de por qué las cosas no tienen que seguir siempre el camino que usted ha elegido para ellas. Experimenta un resultado negativo como una decepción, pero no como una tragedia, a sabiendas de que no siempre se puede esperar «justicia». Es paciente y persistente, y con una alta tolerancia hacia la frustración. Una puntuación negativa (entre 0 y −10) significa que usted está «destinado» a las cosas (éxito, amor, felicidad). Espera y exige que los demás y el universo en general le proporcionen lo que anda buscando, atendiendo sencillamente a su bondad inherente y a su duro trabajo. Cuando esto no sucede, monta en cólera. Así, gasta la mayor parte de sus energías manteniéndose frustrado/a, triste y/o enloquecido/a.

VI. *Omnipotencia* (ítem 26-30). Estas afirmaciones miden su tendencia a verse como el centro de su universo personal y a hacerse responsable de muchas de las cosas que pasan a su alrededor. Una puntuación positiva (entre 0 y +10) indica que ya conoce la alegría de aceptar que no se encuentra en el centro del universo. Desde el momento en que no tiene porqué controlar a las personas adultas que están cerca de usted, tampoco tiene porqué sentirse responsable por ellas, sino únicamente por usted mismo/a. Se acerca a los otros en actitud de colaboración. No se siente amenazado/a por ellos cuando discrepan de usted acerca de sus ideas o deciden no seguir su consejo. La gente suele escucharle y respetar sus ideas, ya que no pretende polarizarlos insistentemente hasta que le dan la razón. Sus relaciones con el resto de las personas están basadas en la mutualidad, y no en la dependencia. Una puntuación negativa (entre 0 y −10) indica que usted tiende a culpar a aquellos que no se someten a su control. En consecuencia, está lleno de culpa y autocondena. Esta actitud de pretender ser omnipotente y todopoderoso le acarrea ansiedad y le hace sentir poco eficaz.

VII. *Autonomía* (ítem 31 a 35). Estas afirmaciones miden su habilidad para hallar la felicidad en usted mismo. Una puntuación positiva (entre 0 y +10) indica que sus estados de ánimos son el reflejo de sus pensamientos y actitudes. Asume la responsabilidad de sus sentimientos porque sabe que en definitiva es usted quien los crea. Una puntuación negativa (entre 0 y −10) indica que está usted atrapado en la creencia de que su alegría potencial y autoestima vienen de fuera. Su estado de ánimo es siempre víctima de factores exteriores. Esto le coloca en desventaja, ya que todo se sitúa en último término más allá de su control.

Consideraciones finales acerca de la EAD

La EAD no es un test infalible, y puede que usted no esté de acuerdo con sus resultados. Si es así, no está usted solo; este cuestionario ha sido objeto de durísimos comentarios en nuestro programa para el dolor; sin embargo, la mayoría de la gente encuentra que esta escala resulta muy útil para identificar actitudes autoderrotistas, una vez se consigue dejar de lado todas las objeciones y pensamientos autocríticos referentes a los resultados del test («Seguro que estoy loco/a», «No me había dado cuenta de que era tan disfuncional»). Es increíble la capacidad que posee este cuestionario para identificar y predecir con exactitud los diferentes tipos de escenario que accionan los botones vulnerables de la gente. Haga un esfuerzo y encuentre el suyo.

CAPÍTULO 7

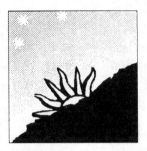

Adopte
actitudes
sanas

Había una vez un anciano granjero que tenía una yegua. Un día la yegua saltó la verja y salió corriendo. Sus vecinos le dijeron: «Ahora ya no tienes caballo que te sirva de arriero en la época de siembra». «¡Qué mala suerte has tenido!»

«Buena suerte, mala suerte», contestó el granjero. «¿Quién sabe?»

La semana siguiente la yegua regresó acompañada de dos sementales. «Ahora con tres caballos eres rico», le dijeron sus vecinos. «¡Qué suerte tienes!»

«Buena suerte, mala suerte», contestó el granjero. «¿Quién sabe?»

Aquella tarde el hijo único del granjero intentó domar a uno de los sementales, pero éste le tiró al suelo y le rompió una pierna. «Ahora ya no tienes a nadie que te ayude en la plantación», le dijeron los vecinos. «¡Qué mala suerte!»

«Buena suerte, mala suerte», contestó el granjero. «¿Quién sabe?»

Al día siguiente los soldados del emperador pasaron por aquella ciudad alistando a todos los varones primogénitos de cada familia, pero dejaron al hijo del granjero por su pierna rota. «Tu hijo es el único primogénito en la provincia que no ha sido separado de su familia», le dijeron los vecinos. «¡Qué suerte tienes...!»

Historia zen sobre el anciano granjero chino (citada en The Wellness Book, *pág. 460, véase capítulo 2, «Lecturas suplementarias»)*

Esta historia zen caracteriza una actitud flexible. En esencia, viene a demostrar que sea cual sea la interpretación que la gente pueda hacer sobre los acontecimientos, sigue existiendo una considerable incertidumbre respecto a la vida. Una manera de adaptarse a las luchas cotidianas y al estrés diario podría consistir en ir desarrollando una cierta flexibilidad o una actitud positiva hacia esa incertidumbre. En casos como el suyo, esta adaptabilidad puede resultar fundamental para enfrentarse a ese dolor que hoy por hoy es el centro de su vida. Estudios científicos y médicos de Seligman (1991), Fawzy y otros (1993) y Williams y Williams (1993) ponen de manifiesto que aquellas personas que son capaces de acabar con conductas, actitudes y estilos de vida destructivos, y de cambiarlas por otras más flexibles y positivas, consiguen beneficios importantes de su salud. Estas respuestas positivas incluyen una disminución de los factores de riesgo de desencadenar ataques al corazón, una también reducida recurrencia de estos ataques al corazón, o una mayor esperanza de vida en el caso de pacientes con cáncer. De hecho, estamos sólo empezando a comprender el poder que se esconde detrás de esa capacidad de adaptación y de toda esta gama de actitudes positivas.

Usamos aquí el término «actitud» para referirnos a la característica o postura psicológica que toma una persona, por lo general, sin ser consciente de ello. Las actitudes aparecen como resultado de múltiples factores, tales como las influencias culturales, creencias familiares, conductas aprendidas e incluso quizás los genes. Todos tenemos actitudes: nos permiten ir tomando día a día decisiones sin tener que detenernos a sopesarlas conscientemente una por una, e influyen constantemente en nuestras conductas. Sin embargo, las actitudes pueden convertirse en un problema cuando son tan negativas e inflexibles que nos impiden actuar de manera saludable, o nos impiden (al menos complican) una adaptación apropiada a las circunstancias en que nos encontramos.

Por ejemplo, si usted se mantiene en una actitud en la que no posee el control de lo que le sucede, quizá le resulte muy difícil observar las ventajas de implicarse en conductas saludables. Puede pensar: «Si de todas maneras voy a tener este dolor, ¿para qué dejar de fumar o seguir una dieta baja en grasa?». O, tomando otro ejemplo, puede que incluso sintiendo dolor se empeñe en seguir haciendo las tareas de la casa como hacía antes de sufrir ese dolor. Lo único que va a conseguir es sentir más y más dolor y continuar con la casa sin limpiar. En el momento en que se descubra a sí mismo manteniendo una actitud como ésta, párese y examínela a conciencia.

Actitudes problemáticas como la indefensión aprendida o la hostilidad/ira aparecen a menudo entre los pacientes con dolor crónico que visito a diario. Intentaremos discutir aquí estas actitudes particulares, ya que interfieren en la consecución máxima de las habilidades de afrontamiento y de resolución de problemas. En cambio, actitudes como la resistencia al estrés, el optimismo, la empatía y el altruismo pueden ayudar mucho a relajar la incertidumbre de la vida en general o de la vida con dolor crónico de manera particular.

Actitudes problemáticas

Indefensión aprendida

Si usted coloca una rata en una jaula manipulada de manera que cada vez que la rata presione una barra reciba una descarga eléctrica, la rata aprenderá rápidamente a evitar esa conducta, es decir, no presionará la barra. Si se conecta una segunda jaula con otra rata dentro, con la primera jaula, de manera que cada vez que la rata 1 se apoye en la barra, la segunda (2) reciba la descarga, la rata 2 comenzará a comportarse con ansiedad y estará hipervigilante. La rata 2 no tiene control sobre lo que hace la rata 1, y tampoco es capaz de controlar las descargas que recibe.

Después de un determinado periodo de tiempo bajo esta condición incierta e incómoda, si procedemos a colocar a la rata 2 en un laberinto, ésta ya no será capaz de encontrar nuevos caminos con la facilidad de antes. Se mostrará reservada y puede que hasta deje de comer. Si continuamos con el experimento el tiempo suficiente, llegará un momento en que la rata 2 no hará ningún esfuerzo por salir adelante, incluso si se deja de suministrarle descargas. A esta conducta la llamamos «indefensión aprendida».

Dado que esta rata ha aprendido tan profundamente que nada de lo que pueda hacer puede cambiar esta situación de indefensión, está permitiendo que esta actitud afecte incluso a cosas sobre las que sí tenía control.

Numerosos pacientes con dolor crónico asumen similarmente una actitud de indefensión aprendida. Puede que pidan o que incluso supliquen ayuda, pero encuentran bastante difícil de creer que determinadas sugerencias o técnicas les ayuden a alterar la percepción que tienen del dolor o incluso a recuperar parte del control. Sin embargo, esta actitud, como en el caso de la rata, sólo les está llevando a acumular más de lo mismo: nada. Practicar las habilidades y llevar a cabo las tareas de exploración y demás ejercicios presentes en este libro será una manera de ayudarle a identificar dónde y sobre qué cosas posee usted control, y le permitirá aprender nuevas maneras de vivir con el dolor.

Ira/hostilidad

Ira y responsabilidad

En el capítulo 6 se mencionó que el trabajo con sentimientos relacionados con la ira requeriría una aproximación ligeramente diferente a la común identificación y reenfoque de los pensamientos automáticos. Para la ira y la hostilidad se necesita una exploración acerca de las motivaciones que tiene la persona para mantenerlas. Debido a que estos sentimientos suelen involucrar a una segunda persona, a la que se hace responsable de tales sentimientos, a menudo sucede que el individuo enfadado guarda estos sentimientos porque no se siente responsable de ellos, y esto le hace sentir atrapado. A su vez, esta actitud genera más de lo mismo, ya que la solución que se plantea la persona afectada queda fuera de su control.

Esta necesidad que tiene la persona de hacer responsable a algo o alguien por su sufrimiento puede ser muy fuerte. Es más, a veces la ira es apropiada y está justificada. La ira es una emoción muy poderosa que puede servir como base para una determinación y una acción constructiva. Pero hay que decir que, por ejemplo, muchos estudios sobre trastornos cardiovasculares (véase Williams y Williams en las «Lecturas suplementarias») ilustran que guardar la ira u hostilidad en lugar de usarla como un estímulo para una acción constructiva, puede llegar a ser destructivo para la víctima. Por un lado, como ya se ha comentado, culpar a otros por la miseria de uno mismo sólo sirve para entregar a esos otros el control que uno mismo debería conservar; y por otro lado, la ira reprimida se va extendiendo aún más, causando depresión, ansiedad, dudas acerca de uno mismo, y genera más y más ira.

Algunas personas piensan que aceptar la responsabilidad por cómo se sienten equivale a ceder o admitir que han hecho algo mal; sin embargo, eso no es así. Además, muchos pacientes expresan el miedo que sienten a que, dejando salir toda su ira, ya no quede nada de ellos. La ira se ha convertido en su medio de subsistencia. De nuevo, la depresión y la ansiedad subyacen a esta ira y a menudo aparecen como efectos de la misma. Mantenerse enfadado ayuda a los pacientes a evitar enfrentarse a tales sentimientos. Pero, ¿quién es el que sufre dejando que los estados emocionales negativos se paseen por uno mismo? Tal y como dijo una paciente tras darse cuenta de la naturaleza autodestructiva de esta ira: «He estado dejando que alguien viviera en mi cabeza sin ni siquiera pagar el alquiler».

Como se apuntó en el capítulo 6, para aquella gente que tiene que vivir con dolor como consecuencia de un accidente laboral o a causa de la negligencia de otra persona, la ira es en ciertos casos completamente comprensible. Sin embargo, muchos pacientes envueltos en la lucha por compensaciones económicas laborales, litigios o hechos parecidos se encuentran en guerra contra un enemigo invisible y poderoso. Sus sentimientos por ser incomprendidos o estar equivocados, así como sus intentos de encontrar una explicación o compensación por sus sufrimiento, exacerban su actitud de «yo contra los otros». Por ejemplo, una de mis pacientes demandó a alguien porque en la entrada de su casa resbaló en el hielo y se hirió en la espalda. Le pregunté que a quién habría culpado si hubiera resbalado en la entrada de su propia casa. Contestó sin pensárselo: «A mí, supongo».

Enfrentarse a la ira implica identificar el papel o la responsabilidad que tiene uno mismo en el proceso. Una de estas responsabilidades puede ser identificar nuestros pensamientos automáticos. Por ejemplo, usted tal vez piense: «Alguien tiene que pagar por mi sufrimiento. El accidente que me hirió es algo imperdonable, y no descansaré hasta que se corrija el mal que se me ha hecho». Una vez consiga expresar estos pensamientos, es necesario identificar dónde acaba su responsabilidad y dónde empieza la de otros. El perdón se podría caracterizar como el acto de aceptar la parte de injusticias en las que usted mismo ha incurrido. Este proceso será arduo y difícil. Pero en todo caso le ayudará a clarificar quién es responsable y por qué en un determinado acto.

Las cinco fases del perdón

Beverly Flanigan, una psicóloga que estudió el proceso del perdón, describe cinco fases para llegar al perdón, en su libro *Forgiving the Unforgivable: Overcoming the Bitter Le-*

gacy of Intimate Wounds (véanse las «Lecturas suplementarias»). Pese a que este libro está orientado hacia situaciones de perdón en casos de infidelidad y traición en las relaciones interpersonales, también se puede aplicar el proceso que la autora describe en situaciones en las que hay que perdonar a otros por lesiones físicas.

Fase 1: poner un nombre al daño causado. Esta primera fase le da la oportunidad, como persona lesionada, de clarificar cuál fue el acto cometido, y de explorar cómo interpreta usted la significación de este acto.

Por ejemplo, aprenda a verbalizar que golpearon por detrás el coche que usted iba conduciendo y, como resultado de ello, tuvo una lesión en el cuello. El acto injusto que cometió el otro conductor fue quizás el no haber dejado suficiente espacio entre los dos coches, ir demasiado rápido, o no haber prestado atención a la circulación lenta. Sin embargo, cuando se explora en la significación de esta injusticia, puede aparecer una regla moral implícita del tipo de «no dañarás» que podría complicar bastante sus sentimientos. Así, si toma el daño como una violación personal, se sentirá incluso más indignado. Es más, si la persona nunca llegó a presentarle sus excusas, puede sentirse del todo justificado por querer buscar un castigo ante el mal hacer de esa otra persona.

En el caso de que los abogados empiecen a tomar parte en el asunto, esta fase se alargará hasta que el caso vaya a juicio, es decir, meses o incluso años después. Si no puede nombrar y dar significado a este acto injusto para usted, no será capaz de comenzar a admitir que las consecuencias dolorosas se han vuelto permanentes y a dar los pasos necesarios para enfrentarse a su nueva condición (fase 2). Además, las posibilidades de hablar con el causante del daño se limitarán al momento en que se le cite a declarar, y quedará excluido de cualquier intento de identificación o relato por parte de la otra persona acerca de su fallo o debilidad (como el hecho de haber cometido un error). Desde luego, sentirse agraviado es algo doloroso; y cuando sus efectos se presentan a largo término y son de tipo físico, aparece de manera especial el deseo de verse compensado a diferentes niveles. Se trata de algo absolutamente justo, pero si no se avanza en el proceso del perdón, lo que se acaba experimentando es que la resolución externa del conflicto (el acuerdo) no se acompaña de la resolución interna del malestar.

Fase 2: reclamación por los daños. Si se progresa hacia la fase 2, este proceso incluye el admitir que el daño es permanente y que ahora el dolor con el que se tendrá que enfrentar está en usted. En este momento dejará de culpar al otro por el daño que le ha causado, y de negar cualquier responsabilidad propia para seguir adelante.

Fase 3: culpar al causante del daño. En la fase 3, alguien se erige en responsable por el daño causado. En una situación que implica un accidente con un vehículo a motor, como en el caso que hemos explicado antes, generalmente se trata del otro conductor. En otras situaciones en las que se produce una lesión, no resulta tan fácil encontrar un responsable. Si la persona se ha lesionado en el contexto laboral, puede que sea la propia naturaleza del trabajo –por ejemplo, el efecto de trabajar con un procesador de textos en un ordenador durante largos periodos de tiempo– la que haya contribuido al desarrollo de esa lesión. Quizá experimente usted una considerable frustración si no se recupera en el tiempo esperado y no puede seguir llevando a cabo su trabajo. Si se siente culpable por no poder volver al trabajo, se enfadará cuando esté en su despacho y no pueda sentarse frente al ordenador.

En estos casos se suelen exacerbar estos sentimientos por la falta de atención hacia las necesidades físicas y emocionales de los trabajadores. Pese a que las indemnizaciones laborales fueron originalmente creadas como una especie de seguro de no absentismo para los empresarios y sus trabajadores, raramente se conceden en casos de dolor crónico. De nuevo, el entramado legal sólo sirve para retrasar la resolución o para achacar la culpar a algo que de hecho no la tiene. Si bien es apropiado establecer las culpas de cada uno en casos de lesiones producidas por negligencias, accidentes o asaltos, esto no siempre es posible en los casos de dolor crónico. Si es usted un paciente con dolor bajo estas circunstancias, es importante no echar las culpas a alguien o a algo de forma inapropiada (tanto a usted mismo como a los demás), y darse cuenta de que, a pesar de todo, puede continuar hacia el siguiente paso.

Fase 4: equilibrar la balanza. Una vez se ha cubierto la necesidad de atribuir responsabilidades por la lesión producida (fase 2), y se ha identificado a la persona o cosa que debe cargar con esa responsabilidad (fase 3), entonces ya puede usted proceder a perdonar. El perdón se inicia desde una posición de fuerza. Si se sigue sintiendo incapaz de enfrentarse a su dolor, la misma ira que siente perpetuará esa indefensión e impotencia que proviene del sentirse víctima. Identificarse con la responsabilidad de *vivir con* dolor, en oposición a ser *causante* de ese dolor, puede ayudarle a enfrentarse a él desde una posición de autoconciencia. Esta autoconciencia le da la posibilidad de seguir adelante desde una posición de fuerza. Si es usted consciente de sus sentimientos y motivaciones, podrá identificar con mayor facilidad dónde terminan sus responsabilidades y empiezan las de los demás, y podrá equilibrar así la balanza.

Una vez se identifica al causante de un daño y se le hace responsable, lo que corresponde es un proceso de castigo a partir de un juicio, pero nunca a partir de venganzas o recriminaciones. Seguramente éste fue el papel originario de las indemnizaciones cuando se establecieron.

Fase 5: elegir perdonar. El arte de perdonar implica que usted se siente preparado para dejar salir todas esas sensaciones negativas que hasta ahora han estado aprisionando su mente, su espíritu y su corazón. Actuando así, avanza hacia la reparación del daño de acuerdo con la vida que lleva ahora. Perdonar es como aceptar su nueva vida, incluso si ésta contiene dolor. A través de este proceso, los individuos que perdonan encuentran y crean nuevas respuestas que, de hecho, les hacen sentir como personas nuevas. «Si ya nada puede volver a ser lo mismo, por lo menos durante este tiempo haré que sea mejor» (Flanigan, 1992, pág. 162).

Anotar los errores

El ejercicio escrito que se menciona en las «Tareas de exploración» del capítulo 6 ha resultado de gran ayuda en gente con problemas para identificar los pensamientos que se esconden tras su ira, así como los factores motivacionales que se esconden detrás de sus pensamientos. Comience por preguntarse a sí mismo: «¿Quién me ha herido y qué me ha hecho?». Anote entonces qué es lo que gana manteniéndose enfadado y cuánto gana olvidándolo. Compare los dos lados de su lista. ¿Qué conclusiones obtiene?

Actitudes saludables

Gran parte de la investigación conductual realizada hasta la fecha se ha centrado principalmente en la descripción de actitudes negativas y en su relación con la enfermedad. Sin embargo, algunos estudios llevados a cabo por diversos investigadores ponen de manifiesto varias actitudes que se pueden asociar a resultados positivos en lo que se refiere a la salud.

Resistencia ante el estrés

Suzanne Kobasa, de la Universidad de Chicago, ha estudiado, por ejemplo, a los ejecutivos resistentes al estrés, personas que exhibieron una mayor actitud de superación, compromiso y control, y experimentaron menos síntomas emocionales y físicos ante situaciones de trabajo especialmente enervantes. Encontró que estos ejecutivos agresivos veían los cambios en sus vidas más como un reto que como una amenaza. Se sentían comprometidos con su trabajo, con sus familias y con instituciones sociales. También creían que las respuestas que daban ante lo que sucedía alrededor de ellos estaban bajo su control.

Otro investigador que se ha encargado de encontrar actitudes positivas referentes a la salud es Aaron Antonovsky, de la Universidad Ben-Gurion de Negev, en Israel. Antonovsky habló con un grupo de supervivientes del Holocausto que habían mantenido una buena salud emocional, en lugar de conservar un terrible trauma. Partiendo de sus discusiones con este grupo tan excepcional y con otras personas, Antonovsky ha avanzado hacia el desarrollo de su teoría del «sentido de coherencia», con la que piensa que responde a la cuestión acerca de los orígenes de la buena salud que exhiben personas con gran habilidad para enfrentarse a elementos adversos que causan estrés. Propone que gente con un gran sentido de coherencia posee un resistente, persistente e incluso dinámico sentimiento de confianza en que: 1) los elementos provocadores de estrés que provienen tanto de contextos externos como internos están completamente estructurados, y son predecibles y explicables; 2) ellos mismos poseen recursos disponibles para afrontar las demandas generadas por esos elementos que causan estrés; y 3) estas demandas no son más que retos que merecen una atención y un compromiso.

Optimismo

También el optimismo está considerado como una actitud saludable. Son optimistas aquellas personas que prevén el mejor resultado y esperan que ocurran experiencias placenteras. El optimismo se ha asociado con un sistema inmune realzado, y Sandra Levy, una especialista en psiconeuroinmunología, ha señalado el estilo de vida optimista como uno de los principales predictores de la estabilidad en el proceso de remisión del cáncer (véase Hafen y otros, en «Lecturas suplementarias»). Martin Seligman, de la Universidad de Pennsylvania, ha demostrado que un estilo pesimista está asociado con depresión y con un pobre estado de salud en general. Las personas pesimistas ven los acontecimientos que les ocurren como estables («*Siempre* me tiene que pasar a mí»), globales («*Nunca* hago nada bien»), e internos («Siempre es por culpa mía»). Por el contrario, las personas optimistas ven los acontecimientos como inestables («Porque me haya sucedido una vez, no quiere decir que me tenga que pasar siempre»), específicos («Mi problema está en lograr encontrar el ritmo adecuado para mis actividades»), y externos («Así como los demás son responsables de lo que hacen, yo soy responsable de mis actos»).

Empatía

Existen numerosas definiciones para la palabra «empatía». Aquí la usamos para referirnos a la actitud *no juzgadora* de las experiencias de los demás. ¿Recuerda el extracto del ejercicio escrito de Joan que se encontraba al inicio del capítulo 6? Si se sintió identificado con Joan y entendió lo que ella estaba experimentando, usted estaba sintiendo empatía. Si, en cambio, se encontró haciendo comentarios hirientes o despectivos, entonces usted estaba juzgando.

Si se nos pidiera juzgar o evaluar el contenido de nuestros pensamientos, entonces el juicio entraría dentro de lo correcto. Pero a veces vamos demasiado rápido juzgando las cosas. Y esto nos deja en un estado muy vulnerable ante decisiones precipitadas, como por ejemplo asumir que una determinada situación o persona no tiene remedio o no tiene ninguna cualidad, también hace que disminuyan nuestras opciones para explorar nuevas explicaciones o posibilidades. Tenemos esa fuerte tendencia a juzgar rápidamente, particularmente si nos sentimos fuera de control.

Evitar enjuiciar puede parecer algo a primera vista demasiado «liberal»; aparentemente quizá requiera de usted un eterno estado de ambigüedad. Pero de hecho le brinda el tiempo necesario para conseguir más información, para intentar ponerse en el lugar del otro, y para experimentar los diferentes puntos de vista. También proporciona un cierto nivel de paciencia respecto a los demás, y en último lugar hacia usted mismo. Cuando empiece a darse cuenta de que los seres humanos sufrimos al basar nuestros juicios en malentendidos e ilusiones, y que sólo *suponemos* lo que puede estar pasando, relájese para contemplar el largo proceso de cambio que se le avecina. Relajarse es una buena manera de frenar esa tendencia a evaluar los propios esfuerzos como buenos o malos, y para explorar el amplio rango de posibilidades y opciones que se abren ante usted.

Como se ha indicado al comienzo de este capítulo, alcanzar dicha flexibilidad es un componente clave de esas actitudes positivas que hemos identificado como necesarias para potenciar nuestra salud y nuestras vidas.

Altruismo

Un rabino mantuvo una conversación con el Señor acerca del cielo y del infierno. El Señor le dijo «Voy a enseñarte el infierno», y condujo al rabino a una habitación en el centro de la cual había una gran mesa redonda. La gente que ocupaba esa mesa estaba desesperada, y pasaba hambre.

En medio de la habitación había una gran cazuela con cocido, más cantidad de la que podría comer la gente que estaba allí. El cocido olía deliciosamente, y al rabino se le estaba haciendo la boca agua. La gente tenía en sus manos cucharas con mangos muy largos, y cada persona sabía que bastaba con alargar la mano hasta la cazuela para extraer una cucharada llena de cocido, pero debido a que los mangos de las cucharas eran tan largos, nadie podía llevarse la comida a la boca.

El rabino se dio cuenta de lo terrible que era ese sufrimiento. «Ahora te enseñaré el cielo», dijo el Señor, y entraron en otra habitación exactamente igual a la anterior. También había una mesa grande y aquel enorme cocido enorme en el centro. La gente, al igual que en el otro cuarto, tenía aquellas cucharas con mangos largos. Pero aquí estaban todos bien alimentados, y reían y hablaban.

Al principio el rabino no entendió nada. «Es muy sencillo, pero requiere una cierta habilidad –dijo el Señor–, mira, aquí han aprendido a alimentarse unos a otros.»

Cuento tradicional judío *

Como seres humanos que somos, nos necesitamos los unos a los otros. A usted puede resultarle muy difícil alimentar esa conciencia de colectividad mientras sufre este dolor, ya que puede preocuparle hasta el punto de hacerle cerrar los ojos respecto a las necesidades de los demás. Pero una vez consiga establecer la clase de ritmo que tiene que imponer a sus actividades, plantéese seriamente apuntarse a un grupo de ayuda, o a un voluntariado, o implíquese en cualquier actividad de índole política que pueda despertarse en usted, como manera para ayudar a cubrir las necesidades de otras personas.

* Incorporado por Irving D. Yalon a su *The Theory and Practice of Group Psychotherapy*, 3ª ed., Nueva York, Basic Books, 1975, págs. 12-13.

Construya las bases para un cambio de actitudes

> Asume la virtud, aunque no la tengas... Abstente esta noche;
> así te resultará más fácil abstenerte la próxima vez: será más fácil;
> ya que la práctica cambia hasta la más profunda huella de la naturaleza.
>
> WILLIAM SHAKESPEARE, *Hamlet.*

Debe usted saber que, si todavía no las posee, es posible desarrollar actitudes saludables tales como la resistencia al estrés, el optimismo, la empatía y el altruismo. Las actitudes no son algo fijo o inamovible. Es posible cambiar los filtros a través de los que usted contempla su mundo. Las habilidades que se presentan a lo largo de este libro le serán útiles para explorar y desarrollar las virtudes de las actitudes positivas y saludables.

Las siguientes técnicas le ayudarán de forma particular a trabajar en el desarrollo de actitudes saludables. Las afirmaciones pueden dar aliento a sus autoinstrucciones positivas y alimentar su autoestima; examinar las fuentes de su autoestima fortalecerá su valentía y resistencia; y el humor puede facilitar la ardua tarea del cambio.

Afirmaciones

En el capítulo 6 indicamos cómo cambiar las autoinstrucciones negativas; llegados a este punto, este capítulo se ha centrado en la manera en que ciertas actitudes positivas o negativas pueden afectar a sus sentimientos respecto al mundo que le rodea. Puede usar las «afirmaciones» para cambiar sus actitudes hacia un sentido positivo. Las afirmaciones son generalmente frases cortas en positivo, citas, o reflexiones que se puede repetir usted mismo y que le harán sentir más relajado, inspirado o acompañado.

Existen muchas maneras de usar y desarrollar afirmaciones. Puede remitirse a libros específicos que proporcionan pequeñas reflexiones diarias (véase Schaef en las «Lecturas suplementarias»), o a textos espirituales para buscar una cierta inspiración. O puede también seleccionar una cita, o una frase, o un pasaje determinado que le viene a la mente durante sus actividades diarias. Quizá recuerde una afirmación en concreto al finalizar su práctica con la técnica de RR diaria (véase el capítulo 3). Es posible que al principio no esté de acuerdo con la afirmación espontánea que se le ocurra, pero si la va repitiendo a lo largo del día, verá que le inspira lo suficiente como para considerar el sentimiento o actitud al que desea llegar.

Por ejemplo, puede que un día termine su práctica de la técnica de RR diciéndose a sí mismo: «Soy fuerte», afirmación que procede de su inconsciente. Y quizá su pensamiento más consciente replique: «¿De qué estás hablando? No me siento fuerte en absoluto; sigo siendo el ser endeble de siempre». A medida que vaya repitiendo o contemplando la afirmación de «soy fuerte» de manera periódica durante un día o una semana, empezará a darse cuenta de que está entrando en contacto con una especie de fortaleza que quizás no tiene mucho que ver con las cualidades físicas; estará desarrollando una fortaleza en su ánimo, en su valentía, en su voluntad. Como resultado, se sentirá más inspirado para hacer más cosas con su vida. En muchas ocasiones, como sucede en este ejemplo, las afirmaciones más útiles y relevantes son las que provienen de uno mismo.

Anote unas cuantas afirmaciones que le vengan a la mente durante esta próxima semana, mientras practica una técnica de RR. Fíjelas en la nevera o en el armario de la vajilla, o en su coche, de manera que pueda recordarlas a menudo. Y observe qué es lo que sucede.

Examine las fuentes de la autoestima

La autoestima, o la manera en que usted se siente consigo mismo, aparece como resultado final de la mezcla de muchos factores. La EAD (véase el capítulo 6) puede ayudarle a identificar las presuposiciones conformistas que usted todavía sostiene y que le hacen difícil enfrentarse a los elementos de estrés que hay en su vida diaria. El ejercicio que viene a continuación le ayudará a determinar y a fortalecer sus áreas más vulnerables.

Anote diez cosas que le gustan de usted mismo:

1. _____
2. _____
3. _____
4. _____
5. _____
6. _____
7. _____
8. _____
9. _____
10. _____

Ahora, anote diez cosas que no le gustan de usted mismo o que siente que le gustaría cambiar:

1. _____
2. _____
3. _____
4. _____
5. _____
6. _____
7. _____
8. _____
9. _____
10. _____

¿Qué lista le resulta más fácil de rellenar? ¿Por qué?

_____

_____

Si es usted como la mayoría de la gente, le resultará más fácil entrar en contacto con su parte más negativa. A menudo se ha etiquetado o concebido a aquél que dice lo que le gusta de sí mismo como egocéntrico, así que es normal que se sienta inclinado a matizar sus calificaciones positivas con afirmaciones del tipo «no siempre», «pero...». De cualquier forma recuerde: está muy bien sentirse satisfecho con algo que usted hace, siente o le gusta de usted mismo.

Relea la lista con las cosas que le gustan de usted mismo. Marque un visto (✓ en aquellas que se refieran a características internas («paciencia», «compasivo», «con capacidad de escucha»). Haga una cruz (✗ en aquellas características que sean externas («buen trabajador», «buen amigo», «guapo»). ¿Están equilibradas las ✓ y las ✗, o todo tiende a ser ✗?

Los rasgos externos son mucho más vulnerables a los juicios de los demás o a las pérdidas (por ejemplo, perder el trabajo, la buena salud, o las relaciones personales). Mucha gente con dolor crónico sufre todavía más cuando su principal fuente de autoestima proviene de aquello que hace (o hizo) por su carrera o por el mundo externo. Para las personas es de vital importancia poseer cualidades tanto externas como internas sobre las que construir su autoestima. Eso crea unas bases firmes para empezar a implicarse con el mundo que les rodea.

Intente equilibrar su lista de rasgos positivos en cuanto a cualidades internas y externas. ¿Hay algún rasgo en su lista negativa que pudiera convertir en positivo a partir del establecimiento de alguna meta?

Humor

De la misma forma que en las personas con dolor crónico la autoestima se ve disminuida, lo mismo sucede con su habilidad para experimentar humorismo respecto a ellas mismas y al mundo que les rodea. La preocupación por uno mismo y la tristeza que acompaña al duelo por perder el funcionamiento «normal» en la vida hace difícil seguir encontrando cosas de las que reír en la vida diaria. Ser capaz de usar el humor conlleva una interacción saludable entre mente y cuerpo. Y eso no significa que usted se pueda liberar del dolor.

En el capítulo 6, mientras identificaba sus pensamientos negativos, seguro que le hacía gracia el tipo de cosas que le venían a la mente. Se estaría preguntando: «¿Y de dónde he sacado yo esta idea?». Es tremendamente sano reírse de las propias locuras, y puede llegar a generar actitudes positivas que se extiendan más allá de los momentos alegres. Ayuda a afianzar esa flexibilidad y le recuerda que no tiene que tomárselo todo tan seriamente. De hecho, la risa potencia la producción de endorfinas (los opiáceos naturales del cuerpo), lo cual ayuda a reducir la conciencia de dolor.

Como cualquier otra conducta, el humor, y especialmente el cinismo, se puede usar también para esconder las actitudes negativas subyacentes y que se podrían explorar. Así que una risa fácil y consciente se convierte en algo no sólo deseable, sino también necesario. Es muy importante reír espontáneamente. De hecho, nuestra mejor fuente de risa suele estar en los retos que la vida real plantea a nuestros planteamientos y expectativas.

Si le resulta difícil encontrar algo de qué reírse, vea una película divertida; lea su tebeo favorito; cómprese un libro gracioso. Y si está realmente bloqueado, contemple a un grupo de niños jugando. Oblíguese a sí mismo a tener siempre preparada una risa fácil; si no es posible la carcajada limpia, por lo menos que la risa se produzca en unos niveles mínimos.

Resumen

- Realizar cambios en conductas, actitudes y estilos de vida negativos produce numerosos beneficios respecto a la salud, y puede mejorar notablemente su habilidad para enfrentarse al dolor crónico.
- Una actitud es una característica o postura psicológica que puede provenir de diferentes factores, pero que una persona suele utilizar de manera inconsciente.
- El mantenimiento de ciertas actitudes negativas impide el funcionamiento saludable de una persona y evita una adecuada adaptación frente a nuevas circunstancias. Es necesario examinar estas actitudes a conciencia.
- La indefensión aprendida puede paralizarle de tal manera que no haga usted nada por curarse. Recuerde que tiene muchas opciones y que el control está en usted.
- La ira tiene un sitio en su vida, pero retener esa ira resulta destructivo. El perdón es una manera de enfrentarse a esa ira con efectividad; en el perdón pueden contemplarse cinco fases.
- Estudios llevados a cabo con ejecutivos resistentes al estrés y con personas optimistas indican una relación entre esas actitudes y un funcionamiento y un enfrentamiento más sanos.
- La empatía es una comprensión no juzgadora de lo que otra persona está sintiendo; puede ayudarle a evitar decisiones precipitadas y aumentar su radio de opciones.
- El altruismo es una buena manera de estar en contacto con los demás.
- Las afirmaciones son frases cortas y positivas, citas o reflexiones que se puede repetir a usted mismo como fuente de inspiración, de ánimo o de comodidad.
- La autoestima se refiere a cómo se siente usted consigo mismo. Mucha gente encuentra mucho más fácil entrar en contacto con la parte negativa de sí mismo que con la parte positiva; sin embargo, al realizar su parte positiva conseguirá aumentar su autoestima.
- Mantener un cierto sentido del humor de forma consciente es algo muy saludable. Está asociado a la producción de endorfinas y genera actitudes positivas que se mantienen más allá del momento de la risa.

Tareas de exploración

1. Continúe anotando los pensamientos automáticos asociados a sus estados emocionales negativos (véase el capítulo 6). Identifique las distorsiones así como sus posibles fuentes a través de sus propias exploraciones. Reenfoque sus pensamientos automáticos para reflejar la realidad de la situación, y para ello utilice una de las tres técnicas de reformulación que se propusieron en el capítulo 6. Copie y haga uso del cuaderno de trabajo presentado al final del libro para registrar las exploraciones referentes a sus autoinstrucciones negativas. A medida que utiliza las técnicas que se sugieren en el presente capítulo, ¿ha notado que sus autoinstrucciones se vuelven más positivas?

2. Continúe practicando las técnicas básicas de RR (1-5) diariamente. Como hemos sugerido a lo largo del capítulo, utilice las frases o afirmaciones que le vienen a la mente durante su práctica de RR y aplíquelas como afirmaciones personales.

3. Anote una meta a la que le gustaría llegar respecto al material tratado en este capítulo. Como siempre, asegúrese de que su meta está expresada en términos de conductas y que se puede medir en función de los pasos que debe seguir para llegar hasta esta meta. Un ejemplo sería:

Meta: *Hacer algo que me haga reír, al menos una vez por semana.*

Pasos que debe seguir para conseguir esta meta:

    A. *Leer el periódico.*
    B. *Alquilar un vídeo de humor.*
    C. *Leer los chistes del periódico.*

Ahora le toca a usted.

Meta: _____

Pasos a seguir para llegar hasta la meta:

    A. _____
    B. _____
    C. _____
    D. _____

Además, anote los planes de contingencias. Es decir, identifique los obstáculos que podrían impedirle llegar hasta esta meta. ¿Qué soluciones pondría en marcha para asegurar el éxito de esta meta?

Obstáculos	Soluciones
A. _____	_____
B. _____	_____
C. _____	_____
D. _____	_____

Lecturas suplementarias

Los siguientes libros proporcionan una información complementaria sobre las actitudes y sobre cómo cambiarlas:

1. Beverly Flanigan, *Forgiving the Unforgivable: Overcoming the Bitter Legacy of Intimate Wounds*, Nueva York, Macmillan, 1992.
2. Suzanne Kobasa, «Stressful Life Events, Personality and Health: An Inquiry into Hardiness», *Journal of Personality and Social Psychology*, 37, 1-11, 1979.
3. Martin Seligman, *Learned Optimism,* Nueva York, Knopf, 1991.
4. Aaron Antonovsky, *Unraveling the Mystery of Health: How People Manage Stress and Stay Well*, San Francisco, Jossey-Bass, 1987.
5. Redford B. Williams y Virginia Williams, *Anger Kills: Seventeen Strategies for Controlling the Hostility That Can Harm Your Health,* Nueva York, Times Books, 1993.
6. Anne Wilson Schaef, *Meditations for Women Who Do Too Much,* San Francisco, Harper, 1990.
7. Idries Shah, *Reflections,* Londres, Octagon Press, 1983 (trad. cast.: *Reflexiones*, Barcelona, Paidós, 1ª ed., 2ª reimp., 1993).
8. Idries Shah, *The Pleasantries of The Incredible Mulla Nasrudin,* Londres, Octagon Press, 1983 (trad. cast.: *Las ocurrencias del increíble Mulá Nasrudín*, Barcelona, Paidós, 1ª ed., 3ª reimpr., 1996).
9. Idries Shah, *The Subtleties of the Inimitable Mulla Nasrudin and the Exploits of the Incomparable Mulla Nasrudin,* Londres: Octagon Press, 1983, (trad. cast.: *Las hazañas del incomparable Mulá Nasrudín*, Barcelona, Paidós, 3ª reimpr., 1997).
10. Robert Ornstein y David Sobel, *Healthy Pleasures*, Reading, MA, Addison-Wesley, 1989.
11. Allen Klein, *The Healing Power of Humor*, Los Ángeles, Tarcher, 1989.

12. Fawzy I. Fawzy y otros, «Malignant Melanoma: Effects of an Early Structured Psychiatric Intervention, Coping, and Affective State on Recurrence and Survival 6 Years Later», *Archives of General Psychiatry,* 50, 681-688, 1993.
13. Brent Hafen, Kathryn Frandsaen, Keith Karren y Keith Hooker, *The Health Effects of Attitudes, Emotions and Relationships*, Provo, UT, EMS Associates, 1992.

CAPÍTULO 8

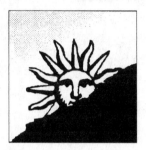

Comunicación efectiva

Si me quieres, sabrás a qué me refiero.

Yo, a mi marido.

La comunicación consiste en un conjunto de habilidades aprendidas que le permiten dar un mensaje, expresar cómo se siente, recibir respuesta, y escuchar sin juzgar. La razón por la que se incluye en este libro de control de dolor crónico un capítulo específico sobre comunicación es la siguiente: los pacientes con dolor experimentan un gran malestar no sólo debido al dolor que sufren, sino también cuando intentan comunicar a los otros lo que están sintiendo respecto al dolor.

Existen tres tipos básicos de problemas de comunicación. La mayoría de gente, con o sin dolor, experimenta estos problemas en un momento u otro:

1. Existe una diferencia entre lo que la gente dice (sus afirmaciones) y a lo que realmente se refiere (sus intenciones).
2. La gente se resiste a expresar claramente cómo se siente, qué es lo quiere, o qué es lo que necesita (asertividad). Tiende a negar sus sentimientos («tú vales, yo no»: pasividad), o a despreciar los sentimientos de los demás («yo valgo, tú no»: agresividad).
3. La gente oye, pero raramente *escucha* (escucha activa).

El presente capítulo describe estos tres tipos de problemas e intenta proporcionarle sugerencias para superarlos.

Realice afirmaciones acordes con sus intenciones

Comunicación general: un sencillo guión

Vamos a echar un vistazo al siguiente escenario:

> Acaba de volver de compras, y se ha comprado un vestido algo más caro de lo que usted se puede permitir. Éste fue el acuerdo por participar en el programa de control del dolor, así que sólo se siente ligeramente culpable. Esa noche, para cenar, estrena el vestido.
>
> Su marido llega a casa, y al principio usted decide ignorar el primer comentario que él le hace, referente a que nadie ha entrado todavía los cubos de basura. Al final, usted le pregunta: «Bueno, ¿qué te parece?» (remarca el acento intencionado de la pregunta, dado el precio del vestido).
>
> «¿Que qué me parece lo de los cubos de basura?», dice él, ligeramente sorprendido.
>
> «El vestido, hombre, el vestido», salta usted.
>
> «Ah, está bien», murmura él, confundido.
>
> Usted sale de la habitación dando gritos y recriminando a su marido lo insensible y egoísta que es. Siente que si él la quisiera, debería haber sabido a qué se refería y qué es lo que quería. Él, por su parte, se queda absolutamente desconcertado.

Un primer principio para conseguir una comunicación efectiva reside en ser claro respecto a lo que usted pretende cuando hace afirmaciones a los demás. (Aunque yo misma debo confesar que a veces actúo como si mi marido pudiera leerme el pensamiento, sé que esta estrategia no sirve de ayuda en la comunicación ni con él ni con nadie.) Equilibrar las afirmaciones que uno hace con las intenciones que se tienen es todo un arte y una habilidad. Requiere incluso asumir un cierto nivel de responsabilidad por nuestra parte en cualquier conversación.

Volvamos al escenario que acabamos de leer. Si su intención es conseguir un apoyo respecto a su capacidad de elección de ropa, respecto a que se merece ese apoyo, y respecto a que el vestido le sienta genial, entonces póngase a jugar a las preguntas. O sencillamente diga algo como: «Hoy me he comprado un vestido para ver si me animaba un poco; y quiero que me confirmes si acerté al escogerlo, si me merezco comprarme cosas así, o si te parece que me sienta bien».

Aquí, algunos podrían decir que «esto no vale», porque la otra persona no responde de forma espontánea. No estoy diciendo que su marido (en el ejemplo que acabamos de plantear), tenga que responder inmediatamente de la manera que usted desea. Lo que quiero decir, sin embargo, es que lo que usted está buscando resultaría mucho más claro si sus afirmaciones reflejaran sus intenciones. De esta manera, lo único que tendría que decidir la otra persona es si satisface o no su deseo.

Comunicación con los profesionales de la salud: presentarlo por escrito

El ejercicio escrito que le presentamos a continuación puede resultar de gran ayuda para clarificar sus interacciones con sus médicos, ya que quizá se sienta a menudo frustrado o confundido por el desfase que hay entre sus afirmaciones y sus intenciones. Puede también servir como modelo para explorar otros conflictos de comunicación potenciales. No siga leyendo más allá hasta haber hecho este ejercicio.

1. Se da cuenta de que su dolor ha empeorado. Va al médico. ¿Qué le dice? Escriba aquí algún comentario que le hace a su médico. (Es importante que trabaje con una interacción imaginaria, no con una que haya sucedido de verdad entre usted y su médico.)

   _____

   _____

   _____

   _____

2. Ahora, escriba lo que su médico le dice a usted.

   _____

   _____

   _____

   _____

Como en la mayoría de nuestras interacciones con los demás, todos deseamos recibir lo siguiente:

- Información.
- Análisis.
- Consejo.
- Comprensión.
- Consuelo.

Si ha realizado el anterior ejercicio, ahora será capaz de identificar qué es lo que buscaba en la respuesta del médico: ¿información, consejo, análisis, consuelo, comprensión, o un poco de todo?

Si es usted como la mayoría de las personas, su comentario al doctor fue algo así como: «Doctor, esto empeora, me duele más que nunca». ¡Y fin de la frase! Si la «respuesta imaginaria del doctor» para usted tenía que contener que lo que andaba buscando (sus intenciones) consistía en recibir algún tipo de consejo, análisis, o consuelo, seguramente se sentirá decepcionado ante una respuesta del médico típica del mundo real: «Oh, eso no es nada. Tómese dos aspirinas y llámeme mañana por la mañana».

Intente reescribir la primera frase que usted le dice al médico. Pero esta vez incluya peticiones claras de consejo, análisis, comprensión y/o consuelo. Un ejemplo podría ser: «Me duele más y más. Me gustaría que me examinara y que me hiciera las pruebas necesarias para saber si es simplemente una recaída, o si se trata de algo nuevo. ¿Cree que debería cambiar el tratamiento? Me da algo de miedo, así que me sentiría mucho más tranquilo si pudiera hacer algo para aclarármelo».

_____

_____

_____

_____

_____

Mucha gente cree que es mucho más fácil pedir algún tipo de consejo, análisis o información adicional que pedir comprensión o consuelo. A menudo es porque creen que esto último se da como algo implícito y automático: «Si se preocupa por mí, sabrá qué es lo que necesito». También puede ser porque algunas personas piensan que no merecen este tipo de atención o respeto.

Llevar a cabo este ejercicio puede también poner al descubierto el secreto deseo de esperar un milagro o una cura espontánea. Si en su caso usted está esperando un milagro, afróntelo y dígalo abiertamente. Al menos de esta manera podrá discutir directamente con su médico acerca de nuevos y últimos tratamientos o de su ausencia.

Si la doctora Deborah Tannen, autora del libro *You Just Don't Understand* (véase referencia en las «Lecturas suplementarias»), tiene razón respecto a que el consejo es una actitud típica de los varones, podría explicarse en parte la queja que tienen muchas mujeres de no recibir manifestaciones de apoyo, comprensión o consuelo por parte de sus médicos, predominantemente varones. De hecho, muchas mujeres ni siquiera piensan en pedir manifestaciones de ese tipo. Y muchos médicos no encuentran necesario ni relevante para una comunicación de esta clase hacer manifestaciones de consuelo o comprensión; otros médicos sienten que dando consejo o analizando ya están mostrando su consuelo o su comprensión hacia el paciente.

Desde luego, si usted es de los que no siente que necesita ningún tipo de consuelo o comprensión, ni ningún otro elemento de la lista mencionada anteriormente, tampoco necesita pedirlo. Lo único que desea es clarificación. Pero si realiza su petición de forma poco clara o poco directa, puede que no obtenga lo que desea y se sienta incomprendido, utilizado, o piense que abusan de usted. Tampoco está claro, sin embargo, que sólo por el hecho de pedir lo que desea, lo deba conseguir inmediatamente. Pero estoy segura de que usted mismo se sorprenderá de los agradables resultados que obtendrá a medida que vaya utilizando esta comunicación más clara.

He aquí otras sugerencias para enmarcar la comunicación con su médico. Antes de acudir a su próxima visita, procure hacer lo siguiente:

1. Escriba sus preguntas, y ponga en primer lugar las más importantes.
2. Prepárese para describir el síntoma o problema que le ha llevado a visitar a su médico. Procure hacer una descripción breve y precisa.
3. Hágase a usted mismo las siguientes preguntas referentes a sus síntomas o problemas:

>¿Dónde se localiza?
>¿Cuándo empezó? ¿Cuándo ocurre? ¿En qué situaciones?

Describa la sensación que produce el síntoma: ¿es intensa, quema, da punzadas, pica, o algo por el estilo?

>¿Qué hace que mejore?
>¿Qué hace que empeore?
>¿Qué ha hecho usted al respecto?

Anote sus respuestas. Mucho diagnósticos se realizan a partir de patrones o interacciones de síntomas, así que esta información puede ser muy importante. Incluso, quizá sea interesante y útil hacer una graduación de los niveles de su dolor.

4. Anote la medicación que toma y sus dosis.
5. Si siente que hay algún punto sobre el que necesitaría una charla que exceda de los 15 minutos de visita al médico, menciónelo en su llamada para concertar la visita. La recepcionista de la consulta tampoco tiene porqué leer su pensamiento.
6. Clarifique sus expectativas. ¿Está usted buscando un milagro, un diagnóstico, un plan de tratamiento o una prognosis en la visita que le lleva al médico?

Para una comunicación clara y explícita con su médico le será muy útil la hoja de *feedback* que se ofrece al final del libro.

Asertividad

Llamamos «asertividad» a la manera que tiene cada uno de expresar cómo se siente, siempre con el respeto por los derechos de los demás: «Yo valgo, tú vales». Hay tres principales obstáculos para llegar a ser asertivos:

1. Pensar que no tenemos derecho a hablar de cómo nos sentimos, de qué es lo que deseamos, o de lo que necesitamos.
2. Confundir asertividad con pasividad («Tú vales, yo no»), o con agresión («Yo valgo, tú no»).
3. No saber por qué se siente lo que se siente, ya sea porque nunca nos hemos parado a pensar en ello, o bien porque nuestro estilo de comunicación está anclado en asunciones o actitudes basadas en el pasado.

Obstáculo 1: pensar que no tenemos derecho a hablar

Así como de pequeño usted aprendió determinadas creencias irracionales o distorsiones cognitivas, fue también en edades tempranas cuando se sometió al aprendizaje de ciertas «reglas de comunicación»:

«No debes hablar a no ser que alguien se dirija a ti».
«A los niños se les puede ver pero no se les debe oír.»
«Estás obligado a responder a cualquier pregunta. Si te preguntan, debes dar una respuesta.»
«Tienes que acomodarte siempre a los demás. No está bien decir que no.»

A partir de estas «reglas de oro» tan sutiles, uno aprende a suprimir sus opiniones. De nuevo, siguiendo a Deborah Tannen (véase «Lecturas suplementarias»), si usted es una mujer, ha aprendido esto particularmente bien: las mujeres reciben un tipo de mensajes comunicativos diferentes a los de los hombres, y uno de estos mensajes es que no deben hablar en voz alta refiriéndose a ellas mismas.

Muchos de ustedes pueden sentirse incómodos hablando de lo que sienten, desean o necesitan. Quizá les ayude considerar la asertividad como una calle de doble sentido. Al mismo tiempo que tiene el derecho de expresar lo que siente, lo que desea, o lo que cree que necesita, también debe saber que existen una serie de responsabilidades que acompañan a estos derechos, entre los que se impone el tener conciencia de los deseos, necesidades y derechos de los demás. Melodie Chenevert, enfermera, escribió sobre la necesidad de derechos y responsabilidades en su libro *Special Techniques in Assertiveness Trainig: STAT*:

Derechos-Responsabilidades

Derechos	Responsabilidades
Hablar en voz alta	Escuchar
Tomar	Dar
Tener problemas	Encontrar soluciones
Ser reconfortado	Reconfortar a los demás

Derechos	Responsabilidades (*cont.*)
Trabajar	Hacerlo lo mejor que se pueda
Cometer errores	Corregir los errores
Reír	Hacer felices a los demás
Tener amigos	Ser un amigo
Criticar	Alabar
Ver reconocidos los propios esfuerzos	Reconocer los esfuerzos de los demás
Independencia	Depender de los demás
Llorar	Secar las lágrimas
Ser amado	Amar a los demás

De Melodie Chenevert, *Special Techniques in Assertiveness Training: STAT,* San Luís, C.V. Mosby, 1988, pág. 64. Derechos reservados por C. V. Mosby. Reimpreso bajo autorización.

Tómese un tiempo para añadir otros derechos y responsabilidades a los que ha encontrado aquí. La persona asertiva sabe que abusar, ya sea de los derechos o de las responsabilidades, resulta autodestructivo.

Obstáculo 2: confundir asertividad con pasividad o agresión

Consideremos tres estilos básicos de conducta interpersonal –pasivo, agresivo y asertivo– partiendo de la anterior discusión. ¿Cuáles son las intenciones de una afirmación pasiva, agresiva, o asertiva?

Afirmación	Intención
Pasiva	
«Está bien, digas lo que digas, no me importa.» «Haz lo que quieras.»	Para mantener la paz, no discuto. Claudico incluso cuando no es necesario. Tú vales, yo no.
Agresiva	
«¡Eres un desastre! Todo es por tu culpa.» «No me importa lo que digas.» «No me digas lo que tengo que hacer.»	Para ganar, hiero, hago daño o ataco cuando creo que es necesario. Yo valgo, tú no.

Afirmación	Intención *(cont.)*
Asertiva	
«Me siento triste cuando no me preguntas qué es lo que me gustaría, porque me hace pensar que no te importa qué es lo que yo quiero o que no te preocupas de mí. Me gustaría que me preguntaras qué es lo que me gusta, y te prometo que aportaré nuevas ideas y que no te haré responsable si no las encuentro.»	Expreso mis sentimientos, defino las conductas en ti que se derivan de mis sentimientos, y razono por qué me siento así. Añadir «deseo que», o «haré...» ayuda a clarificar mis afirmaciones asertivas a partir de la descripción de una acción y de la identificación de mi propia responsabilidad en la interacción. Yo valgo, tú vales.

La ventaja de hablar asertivamente es que ofrece la oportunidad de expresar el propio punto de vista. En todo caso, este estilo de comunicación requiere una cierta honestidad y una comprensión real acerca de qué es lo que realmente se desea. He aquí, pues, el tercer obstáculo para llegar a la asertividad.

Obstáculo 3: no saber por qué se siente lo que se siente

¿Qué es lo que quiere? ¿Por qué?
La fórmula para una comunicación asertiva es la siguiente:

«Me siento _____ cuando tú _____ , porque _____ .»

Esta fórmula exige que los tres elementos estén presentes. Mucha gente se atasca justo después del «Me siento...». Completar el resto de la frase significa entrar en contacto con uno mismo y explorar los sentimientos íntimos. Veamos por qué esto es tan importante.

Paul padeció una neuropatía diabética con implicaciones en las manos y en las extremidades inferiores que le produjo mucho dolor, durante al menos dos años, y esta circunstancia le impidió continuar con su trabajo como bombero. Estar de baja durante seis meses le hacía sentir verdaderamente irritado y aburrido.

Un día su hijo llegó de la escuela y comentó que la casa estaba fría. Paul montó en cólera y salió disparado hacia el garaje, que era el lugar donde se refugiaba cuando se sentía mal. Se dijo: «Yo no tengo frío, ¡mira que es quejica este niño!». Sin embargo, pasado un momento de reflexión, se encontró haciendo afirmaciones como: «Entra dentro de la responsabilidad de un padre el proporcionar calor, comida y protección a su familia. Si no puedo hacer eso por mi familia, será que no valgo nada».

Hasta ese momento Paul no había sido nunca consciente de cuánto le trastornaba el haber estado tanto tiempo fuera del trabajo. Regresó a la casa, y después de cenar comentó sus sentimientos con su familia. Su hijo mayor le dijo que el interruptor del gas había saltado y que él mismo lo había vuelto a conectar. Todos rieron con ganas cuando Paul les explicó su enfado respecto a la calefacción, y cómo lo había interpretado como un signo de que ni siquiera podía proporcionar a su familia las cosas básicas, como la calefacción.

Una vez Paul fue capaz de expresar sus sentimientos a su familia con asertividad, estuvo en disposición de recibir la confianza que su familia pretendía hacerle llegar al entender que no trabajar fuera de casa no significaba que Paul fuese peor padre para ellos ni que no fuera capaz de mantenerles.

Theresa, otra de mis pacientes, expresó su frustración con respecto a las obras de remodelación del baño de su casa. Se sintió extremadamente irritada cuando su marido le enseñó una colección de grifos que creyó que podrían ir bien en el baño. Se sintió herida, y comentó que esos grifos serían muy difíciles de limpiar y que en todo caso era ella quien los tendría que limpiar.

Se le pidió a Theresa que convirtiera su respuesta en una declaración asertiva de cara a su marido, y entonces ella dijo: «Me molesta que me enseñes esa colección de grifos para el baño porque durante estos últimos 25 años no has tomado en consideración nada de lo que yo pensaba. Todo este tiempo has dado por sentado todo lo que yo pensaba». Se sorprendió a sí misma con sentimientos que venían de 25 años de frustraciones conyugales. Algo importante que hay que recordar con respecto a los mensajes afectivos es que no se pueden usar para corregir todas las heridas anteriores y situaciones de conflicto no resueltas. Theresa se dio cuenta de todo esto, y constató que su responsabilidad estribaba en decidir qué es lo que realmente quería comunicar. También constató que ella y su marido necesitaban comunicarse mucho más, hablar más y no quedarse las cosas para ellos.

Así, la declaración de Theresa se convirtió en: «Me creas un conflicto cuando pides mi aprobación para los grifos del baño, porque aunque son muy bonitos, pienso que serán muy difíciles de limpiar. Cuando te presentas con elecciones de este tipo, que me parecen del todo sin sentido, me pregunto si realmente llegas a darte cuenta de todo lo que hago en casa mientras tú estás en el trabajo».

De hecho, a medida que todo esto fue saliendo, el marido de Theresa se dio cuenta de que nunca había concebido la situación en esos términos. Fue capaz de apreciar por qué Theresa no se mostró entusiasmada con los nuevos grifos, y Theresa se sintió orgullosa de lo que había llegado a hacer por sí misma.

Declaraciones del tipo de «Yo quiero» le ayudarán a dirigir la acción que usted considera como deseable. Para aquellas situaciones en las que se necesita una clarificación o un compromiso, declaraciones como «Haré» pueden ayudar a facilitar la aceptación para la acción requerida. Por ejemplo, Theresa pudo haber dicho a su marido: «Si me traes un catálogo de grifos, me esforzaré en elegir uno que encaje con mis necesidades».

Es importante diferenciar entre una afirmación agresiva e hiriente y otra que se usa para clarificar intenciones o sentimientos. Por ejemplo, la afirmación «Creo que eres un desastre» no es asertiva, incluso si empieza con «Creo que...». Pese a que aflora con mucha más facilidad una declaración de tipo agresivo que una asertiva, aquéllas pocas veces cumplen otra cosa que no sea venganza («Así aprenderán»), y nunca surten efecto a largo plazo. Complican futuras posibilidades de comunicación e incluso pueden llegar a eliminarlas.

Las afirmaciones pasivas, tales como «Depende de ti», o «No me importa», pueden resultar apropiadas sólo cuando se usan con juicio y de forma consciente. Si sólo sirven para que uno se martirice más, lo que consiguen es envenenar cualquier intento de comunicación o de relación.

Las mayores dificultades para empezar una comunicación asertiva son: 1) ser consciente de por qué se siente lo que se siente, y 2) tomar la responsabilidad de lo que se siente, más que culpar a los demás o desear que las cosas hubieran sido diferentes. Una de las razones por las que el capítulo 6 le ha enseñado a identificar los pensamientos automáticos y otras respuestas negativas es para que pueda superar estas dificultades. Aunque de buenas a primeras le pueda resultar incómodo o delicado expresar cómo se siente, a buen seguro le abrirá las puertas a un verdadero diálogo (a entender la comunicación como una vía de doble sentido). Para permitirle identificar situaciones en las que la asertividad no tiene porqué ser algo delicado, le proporcionamos un cuestionario de asertividad al final de este capítulo. Rellenarlo puede ayudarle a identificar estas situaciones.

Escucha activa

La escucha activa es una técnica que, si se practica de forma consciente, puede romper el incremento (o al menos identificar los temas que están implicados) de numerosos intercambios emocionales. Significa un primer paso en la resolución de conflictos y en su prevención. La escucha activa requiere oír –y no juzgar, cuestionar, apoyar, racionalizar o defender– lo que otra persona está diciendo.

Por ejemplo, imagine que su esposo/a le anuncia: «Estoy harto/a de lo sucia que está siempre esta casa». En este momento le parecerá un comentario comprensiblemente intencionado, porque usted mismo/a ya estaba preocupado/a por su incapacidad de poner la casa en orden con todo el problema de dolor que arrastra. Le mostramos algunas posibles respuestas:

- *Juzgar:* «No deberías sentirte así».
- *Remedar:* «Así que te parece que la casa está siempre desordenada...».

- *Cuestionar:* «¿Ah, sí? ¿Tienes alguna idea brillante de cómo limpiarla mejor?».
- *Dar apoyo:* «Ya verás como lo arreglo. Trataré de hacerlo mejor».
- *Racionalizar:* «Has tenido un mal día en el trabajo. Siéntate y relájate».
- *A la defensiva:* «Lo hago lo mejor que puedo, pero nunca te parece bastante».

Algunas de estas afirmaciones parecen más razonables que otras, pero todas acaban con la discusión de forma prematura, ya sea porque se va directamente a las conclusiones, porque se impiden informaciones futuras, o simplemente porque se da por terminada la discusión.

Una frase que suele ser muy útil en estas casos proviene del psicólogo Carl Rogers:

«Pareces algo ＿＿＿＿＿＿＿ a propósito de ＿＿＿＿＿＿＿».

Llenemos los espacios en blanco para intentar explorar el escenario que se deriva: «Pareces algo enfadado por el desorden que reina en esta casa». Algunas de las posibles respuestas de su esposo/a podrían ser:

«Ah, no, no es sólo el caos de aquí. Es el caos del trabajo. Estoy desbordado con un montón de cosas que no salen adelante. De hecho, todavía debo terminar dos proyectos».

«Será mejor decir que me desagrada. Trabajo duramente todo el día y no me hace gracia llegar a casa y encontrarlo todo desordenado.»

Con la escucha activa, usted gana tiempo para asimilar una nueva idea acerca de lo que la otra persona está sintiendo. Puede elegir entre gastar su energía pensando en una nueva respuesta, o en decidir que no se inmiscuye en el trastorno que la otra persona ya lleva encima.

Una vez la otra persona ya ha respondido, y usted ha decidido intervenir, puede resultar de gran ayuda plantearse respuestas que eviten nuevas fuentes de conflicto. Comprender cómo se siente la otra persona permite a ambas partes respetar sus diferencias. Clarificar la fuente actual de malestar facilita la discusión y la resolución de conflictos en un terreno neutral. Por ejemplo, una posible réplica a la segunda respuesta del esposo/a comentada anteriormente («Sería mejor decir que me desagrada porque...» podría ser: «Lo siento si te he molestado. Quería comprobar si era culpa mía, o la culpa era de la casa desordenada, u otra cosa que te estuviera preocupando»). A partir de aquí, la conversación puede derivar hacia una resolución del problema, es decir, en este caso, plantearse cómo manejar el asunto de que la casa es un completo desorden y que resulta difícil mantenerla siempre limpia.

Así, la escucha activa sirve para desviar la energía que en un principio iba encaminada a ir escalando hasta una confrontación. También le permite reflexionar, ser empático, objetivo y no juzgar antes de tiempo. Identificar el sentimiento que usted está percibiendo permite a la otra persona expresarse más profundamente. Y clarificar hacia quién o hacia qué iban dirigidos esos sentimientos puede ayudar a promover la resolución de problemas y a fortalecer una expresión más saludable de las emociones. Como cualquier otra nueva conducta, la escucha activa requiere práctica, pero es algo por lo que merece la pena esforzarse.

Sugerencias adicionales para una práctica de comunicación

Puede que la gente encuentre especialmente difícil cambiar sus estilos de comunicación porque es algo sobre lo que las personas no suelen reflexionar desde que aprendieron a hablar. Pero tal vez algunas nuevas sugerencias puedan facilitar su práctica en esta cuestión. Al principio, al igual que cuando tenía que supervisar sus pensamientos automáticos, el proceso parece algo extremadamente lento y laborioso. Sin embargo, después de un tiempo habrá aprendido a examinar los pensamientos negativos que aparezcan cada vez que percibe un episodio físico o emocional negativo. De la misma manera, en el momento en que usted experimente un conflicto interpersonal o un malestar, puede resultar muy positivo detenerse y examinar qué tipo de problema de comunicación puede haber habido detrás y dónde se encuentra ahora. ¿Dejó claras sus intenciones? ¿Ha estado especialmente pasivo o agresivo en sus afirmaciones? ¿Ha tomado en consideración de dónde venía en ese momento la persona, o lo ha dado por supuesto? ¿Encuentra diferencias en la comunicación basadas en el género o en sustratos culturales, o lo atribuye a diferencias de personalidad?

Para ilustrar este último punto, voy a relatar una anécdota que me sucedió durante un crucero que realicé en compañía de un grupo de turistas norteamericanos, ingleses y españoles. Nos detuvimos en una pequeña ciudad griega para comer algo. Después de estar haciendo cola durante una hora para entrar en el bufé, el problema se hizo más que evidente. Oíamos a los ingleses y a los españoles discutir animadamente sobre este tema. Cada grupo acusaba al resto de estar haciendo cola en el lado equivocado. Los ingleses protestaban porque «todo el mundo sabe que la cola se hace por la izquierda»; los españoles, sin embargo, defendían con vehemencia que la cola se hacía por la derecha. (Los norteamericanos, por supuesto, nos plantamos siempre en medio de las colas). El conflicto, que se personalizó rápidamente, estaba basado en diferencias culturales que ninguno de los dos grupos podía reconocer o considerar en ese momento. Lo más probable es que peores batallas se hayan desencadenado por malentendidos de incluso menor magnitud y significancia que éste que relato.

No es fácil asumir la responsabilidad de nuestras palabras y de nuestros sentimientos. Tendemos a aplicar automáticamente actitudes a largo término (que de hecho, no hemos sometido a consideración últimamente, si es que lo hemos hecho alguna vez) ante problemas a corto término. Por otro lado, como tendemos a ser cortos de vista, centramos nuestras soluciones en términos de gratificaciones inmediatas y rápidas. Son pocos los que escapan a esta manera de pensar. Pero como usted mismo comprobará, la práctica de las habilidades de comunicación efectiva que hemos presentado en este capítulo le facilitará un diálogo necesario y merecido con el mundo exterior.

Resumen

- Existen tres aspectos importantes en materia de comunicación: hacer afirmaciones acordes con sus intenciones, la asertividad y la escucha activa.
- Hacer afirmaciones acordes con las intenciones que uno tiene significa ser lo más claro posible en las declaraciones originales con respecto a lo que realmente se desea referir. Esto resulta especialmente importante en la comunicación con los profesionales de la salud que le atienden, ya que debe dejar bien claro si espera de ellos información, análisis, consejo, comprensión, y/o consuelo.
- La asertividad es una manera directa y positiva de expresar lo que usted siente, mientras se respetan en todo momento los derechos de los demás. Hay tres obstáculos principales que dificultan la asertividad:

  - Pensar que no tenemos derecho a hablar.
  - Confundir la asertividad con pasividad o agresividad.
  - No saber por qué se siente lo que se siente.

- La escucha activa es una técnica consciente: requiere escuchar lo que otra persona está diciendo sin asumir que ya se sabe lo que esa otra persona quiere decir.

Tareas de exploración

1. Complete el cuestionario de asertividad que adjuntamos al final de este capítulo. ¿Qué ha aprendido?

   _____

   _____

   _____

   ¿Cómo podría manejar de manera más efectiva situaciones en las que le resulta especialmente difícil ser asertivo?

   _____

   _____

   _____

2. Tome nota de una afirmación que le gustaría hacer a alguien que tenga que ver con alguna de sus situaciones especialmente problemáticas con respecto a la comunicación:

_____

_____

_____

Escriba ahora qué le gustaría que esa otra persona le contestara:

_____

_____

_____

Compruebe que lo que usted pretendía comunicar está presente en la respuesta de esa otra persona. Continúe practicando este ejercicio.

3. Identifique una comunicación asertiva: a medida que la semana vaya avanzando, tome conciencia de cualquier intento de comunicación que le resulte difícil, tanto situaciones en las que habló de manera asertiva como en aquellas en que no lo consiguió pero debería haberlo hecho. Escriba aquí los elementos clave del diálogo en una de esas comunicaciones.

Yo dije: _____

_____

_____

La otra persona dijo: _____

_____

_____

Yo dije: _____

_____

_____

Él o ella dijo: _____

_____

_____

Yo dije: _____

_____

_____

Una vez haya registrado la conversación, proceda a analizarla en términos de las líneas maestras tratadas en el presente capítulo. ¿Utilizó frases con «yo» («Yo siento», «Yo quiero», etc.)? ¿Describió la conducta específica que le preocupaba? ¿Expresó su opinión o sus puntos de vista, y respetó los de la otra persona? Finalmente, centre su atención en aquello que siguió a la conversación. Si se comportó de manera asertiva, ¿qué situación o elemento estresante cree que evitó? Si no se comportó de manera asertiva, ¿a qué nuevo estrés dio origen?

4. Continúe al tanto de sus pensamientos automáticos negativos y de otras respuestas negativas que pueda estar produciendo, y para ello utilice el cuaderno de trabajo que se encuentra al final de este libro. Considere ahora esta pregunta: ¿cómo puede reencuadrar sus pensamientos para reflejar la realidad de la situación, usando afirmaciones del tipo de «puedo», «necesito»? Dedique una atención especial a todas aquellas situaciones que implican un conflicto en su comunicación con los demás. ¿Cuál es la fuente del conflicto, tal y como usted lo percibe? ¿Está presente algún tipo de expectativa o asunción que no se ha resuelto anteriormente? ¿Posee ya la imagen completa, o necesita más información?

5. Practique la respuesta de escucha «Pareces ＿＿＿＿＿ a propósito de ＿＿＿＿＿» ante las siguientes afirmaciones, y utilice entonces una respuesta de tipo asertivo («Me siento ＿＿＿＿＿ cuando tú ＿＿＿＿＿, porque ＿＿＿＿＿») para practicar su voluntad de pronunciar sus intenciones en forma de afirmación. No deje de utilizar complementos como «quiero», o «haré».

A. «¡Ya deberías estar mejor! Las radiografías y análisis de sangre no muestran nada raro, y tú todavía con tu dolor. ¡Ya no puedo hacer nada más por ti!»

Respuesta de escucha: ＿＿＿＿＿＿＿＿＿＿＿＿＿＿＿

＿＿＿＿＿＿＿＿＿＿＿＿＿＿＿＿＿＿＿＿＿＿＿＿＿

＿＿＿＿＿＿＿＿＿＿＿＿＿＿＿＿＿＿＿＿＿＿＿＿＿

Respuesta asertiva: ＿＿＿＿＿＿＿＿＿＿＿＿＿＿＿

＿＿＿＿＿＿＿＿＿＿＿＿＿＿＿＿＿＿＿＿＿＿＿＿＿

＿＿＿＿＿＿＿＿＿＿＿＿＿＿＿＿＿＿＿＿＿＿＿＿＿

B. «Cada vez que te llamo para hacer algo, me sales con esa historia tan vaga de que no sabes si serás capaz de ir.»

Respuesta de escucha: ＿＿＿＿＿＿＿＿＿＿＿＿＿＿＿

＿＿＿＿＿＿＿＿＿＿＿＿＿＿＿＿＿＿＿＿＿＿＿＿＿

＿＿＿＿＿＿＿＿＿＿＿＿＿＿＿＿＿＿＿＿＿＿＿＿＿

Respuesta asertiva: _____

_____

_____

C. «¿Y esto qué es, unas vacaciones de por vida? ¿Cuándo vas a volver al trabajo, o es que nunca vas a hacer nada bueno?»

Respuesta de escucha: _____

_____

_____

Respuesta asertiva: _____

_____

_____

6. Escriba una meta a la que le gustaría llegar en relación con lo trabajado en este capítulo. Como siempre, asegúrese de que su meta es una tarea conductual que puede medirse en términos de los pasos que usted tendrá que dar para cumplir esa meta. He aquí un ejemplo:

Meta: *Practicar una comunicación clara en la próxima visita a mi médico.*

Pasos a seguir para conseguir esta meta:

A. *Clarificar mis expectativas respecto a la visita, escribiendo las afirmaciones que le quiero hacer al médico. Asegurarme de que en estas afirmaciones quedan absolutamente reflejadas mis intenciones.*
B. *Plasmar la intensidad de mi dolor en un gráfico, de tal manera que en la sesión podamos disponer de un patrón del dolor en la semana pasada.*
C. *Llevar conmigo la lista de medicamentos que tomo.*
D. *Anotar las preguntas que le quiero hacer al doctor antes de llegar allí, poniendo en primer lugar las más importantes.*

Ahora le toca a usted:

Meta: _____

Pasos a seguir para conseguir esta meta:

A. _____
B. _____
C. _____
D. _____

Anote además sus planes de contingencias. Es decir, identifique los obstáculos que podrían impedir la consecución de su meta. ¿Qué soluciones propone para asegurar el cumplimiento de la meta?

Obstáculos	**Soluciones**
A. _____	_____
B. _____	_____
C. _____	_____
D. _____	_____

7. Éste es un buen momento para empezar a practicar la técnica de RR número 7 (véase el capítulo 3), si todavía no lo ha intentado. Una vez haya trabajado con la imagen del dolor, puede intentar colocar otros problemas detrás del «muro de plástico», para someterlos a exploración. Distanciarse del problema puede ayudarle a desarrollar un punto de vista más objetivo del tema y quizás también a ser algo más efectivo respecto a la resolución del problema.

Lecturas suplementarias

Los siguientes libros proporcionan una información complementaria en referencia a habilidades comunicativas:

1. Roger Fisher y William Ury, *Getting to Yes: Negotiating Agreement without Giving In,* Boston, Houghton Mifflin, 1981.
2. Deborah Tannen, *You Just Don't Understand: Women and Men in Conversation,* Nueva York, William Morrow, 1990.
3. Deborah Tannen, *That's Not What I Meant!: How Conversational Styles Makes or Breaks Relationships,* Nueva York, Ballantine Books, 1986 (trad. cast.: *Yo no quise decir eso*, Barcelona, Paidós, 1992).
4. Jenny Steinmetz, Jon Blankenship, Linda Brown, Deborah Hall y Grace Miller, *Managing Stress before it Manages You,* Palo Alto, CA, Bull, 1980.
5. Martha Davis, Elizabeth Robbins Eshelman y Matthew McKay, *The Relaxation and Stress Reduction Workbook,* Oakland, CA, New Harbinger, 1988.
6. David Burns, *The Feeling Good Handbook,* Nueva York, Penguin Books, 1989.
7. Carl Rogers, *Client-Centered Therapy*, Boston, Houghton Mifflin, 1951.

Cuestionario de asertividad

Responda ahora al siguiente cuestionario, para entrar así más a fondo en su valoración de las situaciones en las que necesita ser más asertivo/a. Haga una cruz en la columna A en aquellos ítem que podrían aplicarse a usted, y seguidamente puntúe esos ítem en la columna B siguiendo la escala que le ofrecemos a continuación:

- Cómodo.
- Algo incómodo.
- Moderadamente incómodo.
- Muy incómodo.
- Insoportablemente amenazado.

(Compruebe que ante el hecho de que una situación le haga sentir incómodo tiene la posibilidad de inclinarse por la pasividad que genera en usted o bien por la hostilidad.)

A Ponga una cruz (X) aquí si el ítem le afecta	**B** Puntúe de 1 a 5 según el grado de incomodidad que le produce	*¿Cuándo* no se comporta usted de manera asertiva?
_____	_____	Cuando tiene que pedir ayuda.
_____	_____	Cuando tiene que manifestar una diferencia de opinión.
_____	_____	Cuando tiene que expresar algun sentimiento negativo.
_____	_____	Cuando tiene que expresar algun sentimiento positivo.
_____	_____	Cuando tiene que tratar con alguien que no quiere cooperar.
_____	_____	Cuando tiene que decir en voz alta algo que le ha molestado.
_____	_____	Cuando tiene que hablar y todo el mundo le está mirando.
_____	_____	Cuando tiene que protestar ante una estafa.
_____	_____	Cuando tiene que decir «no».
_____	_____	Cuando tiene que responder a una crítica injustificada.
_____	_____	Cuando tiene que preguntar algo a figuras con autoridad.

A Ponga una cruz (X) aquí si el ítem le afecta	**B** Puntúe de 1 a 5 según el grado de incomodidad que le produce	*(cont.)* ¿*Cuándo* no se comporta usted de manera asertiva?
_____	_____	Cuando tiene que negociar para conseguir algo que desea.
_____	_____	Cuando se hace cargo de algo.
_____	_____	Cuando tiene que pedir cooperación por algo a alguien.
_____	_____	Cuando tiene que proponer una idea.
_____	_____	Cuando tiene que hacerse cargo de algo.
_____	_____	Cuando tiene que tratar con asuntos que le hacen sentir culpable.
_____	_____	Cuando tiene que solicitar un servicio.
_____	_____	Cuando tiene que fijar una fecha para una cita.
_____	_____	Cuando tiene que pedir algún favor.
_____	_____	Otros:

A Ponga una cruz (X) aquí si el ítem le afecta	**B** Puntúe de 1 a 5 según el grado de incomodidad que le produce	¿*Quiénes* son las personas con las que no se comporta usted de forma asertiva?
_____	_____	Padres.
_____	_____	Colegas de trabajo o compañeros de viaje.
_____	_____	Extraños.
_____	_____	Viejos amigos.
_____	_____	Pareja o compañero/a.
_____	_____	Patrón o dueño de su empresa.
_____	_____	Familiares.
_____	_____	Hijos.
_____	_____	Conocidos.
_____	_____	Vendedores, dependientes.
_____	_____	Un grupo en el que haya más de dos o tres personas.
_____	_____	Otros:

A Ponga una cruz (X) aquí si el ítem le afecta	**B** Puntúe de 1 a 5 según el grado de incomodidad que le produce	*¿Qué* desea conseguir de aquello en lo que ha fracasado con las conductas no asertivas?
_____	_____	Recibir aprobación por aquellas cosas que usted ha hecho bien.
_____	_____	Obtener ayuda en determinadas tareas.
_____	_____	Más atención o tiempo compartido con su compañero/a.
_____	_____	Ser escuchado/a y comprendido/a.
_____	_____	Convertir situaciones aburridas o frustrantes en algo más satisfactorio.
_____	_____	No tener que aparentar estar bien todo el tiempo.
_____	_____	Sentir la confianza de poder decir en voz alta cosas importantes para usted.
_____	_____	Sentirse más comodo ante extraños, dependientes en las tiendas, mecánicos, etc.
_____	_____	Sentirse cómodo para contactar con la gente que considera atractiva.
_____	_____	Conseguir un nuevo trabajo, pedir entrevistas, aumentos, y cosas así.
_____	_____	Comodidad ante la gente que está por encima y por debajo de usted.
_____	_____	No sentirse molesto y amargado todo el tiempo.
_____	_____	Superar ese sentimiento de indefensión y de que en realidad nada va cambiar.
_____	_____	Iniciar experiencias sexuales satisfactorias.
_____	_____	Hacer algo completamente nuevo y diferente.
_____	_____	Tener tiempo para usted mismo.
_____	_____	Hacer cosas que le diviertan o que le relajen.
_____	_____	Otros:

Evaluación de las respuestas

Examine sus respuestas y analícelas desde una óptica general, evaluando qué situaciones y personas producen en usted la sensación de amenaza. ¿Cómo contribuyen las conductas no asertivas en los ítem seleccionados por usted en la lista de los «Qué»? Le resultará muy útil al principio centrarse en los ítem en los que ha puntuado en un rango entre 2 y 3 para construir su propio programa de asertividad. Estas situaciones le serán más fáciles de cambiar al principio. Los ítem que corresponden a situaciones muy incómodas o intimidatorias pueden abordarse más adelante.

CAPÍTULO 9

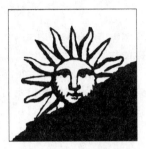

Resolución efectiva de problemas

Los problemas existentes en el mundo no pueden resolverse en el nivel de pensamiento en que fueron creados.

ALBERT EINSTEIN

A menudo la gente cae en la trampa de intentar resolver problemas cuando todavía no está preparada. En los capítulos anteriores usted mismo habrá llegado muchas veces a la conclusión de que el siguiente paso lógico sería la resolución del problema. Pero ha visto la necesidad de relajar su mente mediante técnicas de RR, de clarificar qué es lo que piensa y siente, de comprender la manera en que las actitudes que adopta pueden afectar a su habilidad para enfrentarse al estrés, y finalmente de identificar su estilo comunicativo y mejorar sus habilidades de comunicación. Ahora, después de haber dado todos estos pasos, verdaderamente está preparado para resolver sus problemas.

Establecimiento de metas: una mirada más cercana

Dedique un instante para escribir tres metas a las que le gustaría llegar en los próximos seis meses. Al final de cada capítulo se le ha pedido que establezca una meta, así que ahora probablemente esta tarea le resulte menos difícil. Sin embargo, si necesita refrescar su memoria en cuanto al establecimiento de metas, revise el capítulo 1.

1. **Meta:** _____
2. **Meta:** _____
3. **Meta:** _____

De todas maneras, se habrá dado cuenta de que es mucho más difícil conseguir las metas que establecerlas. A menudo no tiene nada que ver el fracaso en el cumplimiento de la meta con los pasos que usted considera importantes para acercarse a ella. Para tomar un ejemplo, acerquémonos a la meta que estableció Barbara, una antigua paciente.

El gancho emocional

Barbara estableció como meta reanudar sus estudios. Le pregunté por qué no lo había hecho antes. Y Barbara, tras algunos comentarios referentes a su dolor y a dificultades financieras, se detuvo en seco. «Sabe, la verdad es que... me aterra el futuro.» Le pedí que escribiera acerca de este problema -su terror- bajo el formato usado para identificar los pensamientos automáticos o autoinstrucciones asociados a emociones negativas:

Situación	Pensamiento	Emoción	Distorsión
Volver al colegio	«No aguantaré.»	Terror	Conclusiones precipitadas
	«Soy demasiado estúpida.»	Ansiedad	Categorización

Barbara estaba experimentando lo que llamamos «gancho emocional». Este gancho emocional aparece como resultado de las distorsiones exploradas en el capítulo 6. Recuerde esos ganchos que sacaban fuera de escena a los malos actores de los vodeviles. El gancho emocional consiste en un estilo de discurso autoderrotista, que emerge de las distorsiones cognitivas y creencias irracionales que se interponen en el camino del cumplimiento de la meta propuesta, o que bloquea la habilidad para resolver problemas.

Mientras Barbara se sentía atrapada por el miedo y la ansiedad de no saber si sería capaz de actuar, su gancho emocional la mantenía alejada (como en los malos vodeviles) de una resolución efectiva de su problema y del cumplimiento de su meta (¡y así no se pondría nunca en marcha!). Hay que tratar ese gancho emocional antes de que uno se enfrente a la resolución del problema. Pero afortunadamente, usted ya dispone de las herramientas necesarias para enfrentarse a él; son las mismas que usó para enfrentarse a sus pensamientos automáticos negativos: primero, identificar los sentimientos, los pensamientos automáticos y las distorsiones cognitivas y creencias irracionales que se esconden tras esos pensamientos. Y pasar entonces a reenfocar sus pensamientos.

Barbara reenfocó sus pensamientos. De acuerdo con test objetivos y valoraciones, Barbara no era tan incompetente como creía. Su autoduda era exactamente eso: *auto*, una duda suya. Su acompañante en este proceso confiaba en que sería capaz de salir adelante. Cuando empezó a cuestionar sus autoinstrucciones negativas, se dio cuenta de que su dolor había absorbido toda su autoestima, y que tenía que empezar a tomar todo esto en consideración si quería regresar al colegio.

Identificar el gancho emocional y desprenderlo del problema

> Todo aquello que no traemos a la conciencia, aparece en nuestra vida como destino.
>
> CARL GUSTAV JUNG

¿Puede identificar usted algún gancho emocional que en su caso se esté interponiendo en el cumplimiento de alguna de las metas que se ha propuesto? Empiece por cuestionarse por qué todavía no ha llegado a esa meta, o escoja alguna meta que sepa que costará conseguir. (En muchos casos, las metas consideradas difíciles esconden algún gancho emocional.) Cuando somete esta meta a consideración, ¿le invade alguna sensación de ansiedad, miedo o agobio? Cuando haya identificado qué emoción aparece en su caso, anótela bajo el formato utilizado por Barbara, e identifique los pensamientos automáticos (el gancho) y las distorsiones cognitivas que lo acompañan. ¿Cómo va a reencuadrar sus pensamientos? Ahora, ¿cuál es el problema ante el que se debe plantear una resolución efectiva? En este momento, una vez separado del gancho emocional que lo aprisionaba, el problema suele resultar extremadamente fácil de resolver.

He aquí un ejercicio de identificación de un gancho emocional y de su desprendimiento del problema:

Escriba alguna de las metas que usted se propuso (véase el principio del capítulo), y que le sea muy difícil de lograr.

Meta: _____

Cuando piensa acerca de las razones por las que usted no ha cumplido esta meta hasta ahora o se detiene a considerar por qué le resulta difícil, ¿qué emociones siente? ¿Cómo se siente?

Emoción: _____

Ante esta emoción o ante la dificultad de cumplir la meta propuesta, ¿qué tipo de autoinstrucciones le vienen a la mente?

Pensamientos automáticos (imagen del «gancho emocional»): _____

Identifique ahora la fuente de esa autoinstrucción en términos de distorsiones cognitivas o creencias irracionales, como «Tengo que hacerlo todo perfectamente y mi trabajo tiene que gustarle a todo el mundo, sino significará que soy un inútil». (Fíjese en lo relevantes que pueden llegar a ser las actitudes problemáticas discutidas en el capítulo 7.)

Distorsión cognitiva: _____

_____

Reenfoque ahora sus pensamientos automáticos de manera que reflejen la realidad de la situación, y determine qué es lo que usted puede hacer o qué es lo que necesita. Si se bloquea en el intento de ir más allá de su autoinstrucción negativa intente seguir adelante con la técnica de la flecha vertical (véase el capítulo 6), o intente escribir acerca de su dilema durante unos 20 minutos, y espere a ver qué es lo que aparece.

Pensamientos automáticos reenfocados: _____

_____

¿Qué queda todavía por resolver con respecto al problema?
Desprenda el problema de su gancho emocional (es decir, la meta).

Problema «desprendido»: _____

_____

Identificación de los pasos necesarios para la consecución de la meta

Cuando se plantea una meta, y especialmente si se trata de una meta difícil de conseguir, es de suma importancia identificar los pequeños pasos necesarios para llegar a esa meta más amplia. Puede conseguirlo poniendo en una lista todos los pasos que se le ocurran o agrupando los pasos en pequeñas metas. Esto le ayudará a garantizar la consecución de una meta pensada a más largo plazo.

Por ejemplo, cuando Barbara desprendió su meta/problema, consiguió volver al colegio. Decidió seguir los pasos siguientes: discutió con su tutor la posibilidad de matricularse solamente medio curso, y ver sobre la marcha cómo iba adaptándose. También habló con los profesores acerca de la posibilidad de sentarse al final de la clase, de manera que pudiera levantarse y caminar un poco cada 20 minutos (el tiempo que ella había calculado para una actividad que combinara una momento apto con uno no apto, descrita en el capítulo 4). Además, se unió a un grupo de estudio centrado en el apoyo, el consejo y el compañerismo, que le ayudaba en los momentos en que se sentía agobiada. Finalmente, empezó a practicar una técnica de RR antes de sentarse a estudiar, que le ayudara a relajar la tensión y a despejar su mente antes de centrarse en los estudios. En ese momento, Barbara pudo avanzar hacia la consecución de su meta.

Fíjese en que los pasos tomados por Barbara para tener éxito en su regreso al colegio podrían subdividirse y especificarse todavía más. Por ejemplo, una lista completa de los pasos requeridos debería empezar por la llamada telefónica al colegio para solicitar las condiciones de admisión, rellenar la hoja de admisión, enviar esta información por correo, pedir referencias, y así sucesivamente. Cada uno de estos pasos se podría dividir de la misma manera, así que cuanto más minuciosamente describa los pasos a seguir, más cerca estará de una real consecución de la meta.

También son de gran ayuda los planes de contingencias. Descritos por primera vez en el capítulo 3, los planes de contingencias son una ayuda para no «perderse». Barbara estableció algunos planes de contingencias para asegurar el cumplimiento de su meta de regreso al colegio. Por ejemplo, pactó con la enfermería la posibilidad de acudir durante la tarde en caso de que su dolor empeorara, y poder así practicar su técnica de RR en un espacio privado. También le pidió a un amigo que grabara las clases en las que ella no pudiera estar del todo atenta debido a su dolor.

Tome su problema ya «desprendido» (véase más arriba) y divídalo en los pasos que necesitará dar para conseguirlo. Sea lo más específico posible, dividiendo los pasos en otros más pequeños siempre que sea necesario.

1.

    A. _____

    B. _____

    C. _____

2.

    A. _____

    B. _____

    C. _____

3.

    A. _____

    B. _____

    C. _____

4.

    A. _____

    B. _____

    C. _____

Anote ahora sus planes de contingencias. Como ya ha hecho en las «Tareas de exploración» de capítulos precedentes, defínalos en términos de posibles obstáculos y soluciones propuestas.

Obstáculos	**Soluciones**
A. _____	
B. _____	_____
C. _____	_____
D. _____	_____

Valore sus habilidades de afrontamiento y aplíquelas a sus problemas

Si ha comenzado a leer el libro desde el principio y ha ido realizando todos los ejercicios, hasta ahora ya ha acumulado un gran número de habilidades de afrontamiento. Para ayudarle a recordar lo que ha aprendido, le será de ayuda categorizar sus habilidades de acuerdo con el siguiente esquema:

- Habilidades centradas en los aspectos físicos.
- Habilidades centradas en los aspectos emocionales.
- Habilidades centradas en el problema.

Estos términos fueron usados originalmente por Richard Lazarus y sus colaboradores (véanse las «Lecturas suplementarias»), para describir los diferentes propósitos que tienen las estrategias de afrontamiento. Aquí usamos esos términos para categorizar las estrategias de afrontamiento que usted ha ido aprendiendo.

Las habilidades de afrontamiento centradas en los aspectos físicos incluyen ejercicios aeróbicos, el proceso de etiquetar sus sensaciones, de marcar un ritmo a sus actividades, de practicar las técnicas de RR y demás. Las habilidades centradas en la emoción incluyen ciertas técnicas de RR, capturar algunos pensamientos automáticos negativos y reencuadrarlos consecuentemente, el ejercicio de la asertividad, y otras. Por su lado, las habilidades centradas en el problema incluyen actividades como el establecimiento de metas, la búsqueda de actividades placenteras, la identificación de fuentes de las que obtener una mayor información, intentar encontrar nuevas ideas con amigos o colegas, rodearse de un entramado social de apoyo, y cosas por el estilo.

Seguramente se habrá dado usted cuenta de que una misma actividad puede entrar en más de una categoría, según como se use y con qué propósito. Por ejemplo, puede usarse una técnica de RR para relajar un cuerpo que está tenso (centrada en aspectos físicos) o bajo un estado emocional tenso (centrado en la emoción).

Cuando la gente pide ayuda a sus familiares o a sus amigos, a menudo se tiende a ir directamente hacia soluciones centradas en el problema. «¿Has intentado esto o aquello?», «Mi tía tenía ese problema e hizo aquello.» Como ya hemos visto anteriormente, centrarse en el problema demasiado rápidamente o demasiado pronto puede frustrar la resolución efectiva del mismo, ya que ignoramos la posible presencia de un gancho emocional, que puede requerir la puesta en marcha de estrategias de afrontamiento basadas en los aspectos emocionales. De la misma manera, gente que ha usado siempre estrategias centradas en lo físico para combatir el estrés (por ejemplo, someterse a un ejercicio extenuante), y excluyendo cualquier otro tipo de aproximación, puede sentirse muy deprimida cuando se da cuenta de que el dolor crónico limita totalmente su capacidad hacia la actividad física. Para controlar su vida en general, y en particular su vida con la presencia de dolor crónico, resulta del todo esencial conocer y disponer de una gran variedad de habilidades, y también conocer cuándo es conveniente aplicarlas a la resolución de problemas.

Como sucedería en cualquier otro programa que ofrece diferentes habilidades, seguramente usted encontrará más atractivas unas que otras. También algunas le resultarán más difíciles de aprender que otras. Pero en todo caso, continúe practicándolas todas.

Ahora tómese un tiempo y retroceda en la lectura, para ver si puede identificar todas las habilidades que ha aprendido. ¿Puede organizarlas en las categorías que hemos mencionado? Anote un asterisco (*) en las que siente que todavía tiene que trabajar más a fondo. ¿Qué propone hacer para mejorar su eficacia en esas habilidades?

Estrategias de afrontamiento centradas en los aspectos físicos: _____

_____

_____

_____

Estrategias de afrontamiento centradas en la emoción: _____

_____

_____

_____

Estrategias de afrontamiento centradas en el problema: _____

_____

_____

_____

Regrese ahora al problema/meta que ha conseguido desprender, y a los pasos que ha detallado para llegar a la consecución de la meta (véanse los ejercicios anteriores). ¿Puede clasificar esos pasos en términos de las tres categorías de habilidades de afrontamiento?

Estrategias de afrontamiento centradas en los aspectos físicos: _____

_____

_____

_____

Estrategias de afrontamiento centradas en la emoción: _____

_____

_____

_____

Estrategias de afrontamiento centradas en el problema: _____

_____

_____

_____

El siguiente poema (extraído del libro de Allen Klein *The Healing Power of Humor*, págs. 74-75; véase la bibliografía de pág. 229). Resume el proceso de autodescubrimiento, el mismo proceso que usted ha empezado al leer este libro.

Autobiografía en cinco capítulos

Capítulo 1

Bajo por la calle.

Hay un agujero en la acera.

Caigo dentro.

Me siento perdido... indefenso.

No fue culpa mía.

Estaré toda la vida buscando la salida.

Capítulo 2

Bajo por la misma calle.

Hay un agujero en la acera.

Hago ver que no lo veo.

Caigo otra vez dentro.

No puedo creer que esté de nuevo en el mismo sitio.

Pero no fue culpa mía.

Sigue costando un mundo salir de ahí.

Capítulo 3

Bajo por la misma calle.

Hay un agujero en la acera.

Veo que está ahí.

Caigo dentro... ya es una costumbre...

pero mantengo los ojos abiertos.

Sé dónde estoy.

Es culpa mía.

Salgo inmediatamente.

Capítulo 4

Bajo por la misma calle.

Hay un agujero en la acera.

Lo rodeo.

Capítulo 5

Bajo por una calle diferente.

ANÓNIMO

Resumen

- Si le está resultando difícil conseguir una determinada meta, haga lo siguiente:

  - Indague sobre la presencia de un posible gancho emocional (pensamientos automáticos negativos o un estilo de discurso autoderrotista).
  - Identifique el gancho emocional y las distorsiones cognitivas que lo acompañan.
  - Reencuadre sus pensamientos negativos.
  - Desprenda ahora el problema (la meta).

- Identifique los pasos que necesita seguir para llegar a la resolución del problema o el cumplimiento de la meta; cuanto más detalladamente llegue a desmenuzar y a clarificar los pasos que debe seguir, más tenderá a la consecución de la meta. Los planes de contingencias también le ayudarán a asegurar el éxito.

- Valore y categorice las habilidades que ha aprendido a los largo de este libro, siguiendo el esquema que le presentamos:

  - Habilidades centradas en los aspectos físicos.
  - Habilidades centradas en la emoción.
  - Habilidades centradas en el problema.

- Es esencial conocer y disponer de una gran variedad de habilidades, así como saber cuándo es necesario utilizarlas para resolver problemas.

Tareas de exploración

1. De las tres metas que se propuso al inicio del presente capítulo, ha sometido una a análisis a través del ejercicio que se incluía en el texto del capítulo. Analice ahora las otras dos metas, siguiendo el mismo esquema:

   Meta: _____

   Emoción: _____

   Pensamientos automáticos (como signo del gancho emocional): _____
   _____

   Distorsión cognitiva: _____
   _____

   Pensamientos automáticos redefinidos: _____
   _____

   Otras habilidades que pueda usar para enfrentarse al gancho emocional (por ejemplo, la asertividad, o técnicas de RR) (fíjese en que esto no formaba parte del análisis original que llevamos a cabo a lo largo del texto de este capítulo, pero responde a lo que ha aprendido respecto los diferentes tipos de habilidades de afrontamiento): _____
   _____
   _____

   Problema/meta desligado: _____

   Pasos que debe seguir para resolver el problema o para conseguir la meta (sea lo más específico que pueda):

   1. _____
      A. _____
      B. _____

C. _____

2. _____

   A. _____

   B. _____

   C. _____

3. _____

   A. _____

   B. _____

   C. _____

4. _____

   A. _____

   B. _____

   C. _____

Meta: _____

Emoción: _____

Pensamientos automáticos (como signo del gancho emocional): _____

_____

Distorsión cognitiva: _____

_____

Pensamientos automáticos reenfocados/redefinidos: _____

_____

Otras habilidades que pueda usar para enfrentarse al gancho emocional (por ejemplo, la asertividad, o técnicas de RR): _____

_____

_____

Problema/meta desligado: _____

Pasos que debe seguir para resolver el problema o para conseguir la meta (sea lo más específico que pueda):

1. _____

    A. _____

    B. _____

    C. _____

2. _____

    A. _____

    B. _____

    C. _____

3. _____

    A. _____

    B. _____

    C. _____

4. _____

    A. _____

    B. _____

    C. _____

2. Organice los pasos que ha enumerado para las dos metas/problemas restantes a partir de las tres categorías de habilidades de afrontamiento:

Problema/meta desligado: _____

Estrategias de afrontamiento centradas en los aspectos físicos: _____

_____

_____

_____

Estrategias de afrontamiento centradas en la emoción: _____

_____

_____

_____

Estrategias de afrontamiento centradas en el problema: _____
_____
_____
_____

Problema/meta desligado: _____

Estrategias de afrontamiento centradas en los aspectos físicos: _____
_____
_____
_____

Estrategias de afrontamiento centradas en la emoción: _____
_____
_____
_____

Estrategias de afrontamiento centradas en el problema: _____
_____
_____
_____

3. En la página siguiente, dibújese a usted mismo utilizando lápices de colores o rotuladores. No mire el dibujo que ya hizo anteriormente (en el capítulo 1) hasta que haya terminado este segundo. ¿Nota alguna diferencia? ¿Qué diferencias?

Lecturas suplementarias

1. Richard S. Lazarus y Susan Folkman, *Stress, Appraisal and Coping,* Nueva York, Springer, 1984.

Utilice esta página para dibujarse a usted mismo.

CAPÍTULO 10

El final del principio

No es el fin. Ni siquiera el principio del fin. Pero es el fin del principio.

WINSTON CHURCHILL

En este libro le hemos presentado una gran cantidad de material para que usted lo utilice. Y usted no tiene porqué encontrarse en un determinado punto a estas alturas. La mayoría del trabajo que usted ha realizado hasta este momento le acompañará y evolucionará a medida que su vida evolucione. Muchos de los que han finalizado el programa me han dicho que empezaron a entender qué es lo que estaban haciendo y que fueron capaces de integrar esos conocimientos a sus vidas, alrededor de unos seis meses después de haber completado el programa. También dijeron que resulta de gran ayuda retornar al libro periódicamente, entre otras cosas para leer las referencias que se citan en las «Lecturas suplementarias».

Mi propia experiencia al practicar las diversas habilidades de este libro es que pese a que la vida sigue regalándome elementos que me causan estrés, ahora poseo un mayor control en la manera de responder a estos contratiempos, y que esto es lo que ha marcado la diferencia. Para casi todas las personas que han llevado a cabo este programa, el dolor continúa presente. Pero, sin embargo, la mayoría han conseguido llevar una vida más satisfactoria y completa más allá del dolor (o al menos lo están empezado a conseguir).

Prevención de recaídas

Puede que haya momentos en que olvide usted lo que ha aprendido, en que el dolor empeore, o en que se presenten otras crisis. En todo caso, es importante prever lo que se hará en los momentos difíciles mientras atravesamos un periodo más positivo. A esta especie de planificación anticipatoria le llamamos «prevención de recaídas». Ayuda a asegurarse de que no se va a producir una recaída o de que si se presenta, no durará demasiado.

Dedique unos minutos para completar lo que sigue:

Haga una lista del tipo de cosas que podrían entorpecer el proceso de estabilidad de las habilidades que ha aprendido a lo largo de este libro:

_____

_____

_____

_____

¿Qué puede hacer para prevenir una recaída o para salir de la trampa en el caso de que la recaída se presente? Fíjese en que le pueden servir de gran ayuda las habilidades para la resolución de problemas estudiadas en el capítulo 9.

_____

_____

_____

_____

_____

Enfrentarse al dolor durante un recrudecimiento en su proceso

También le será muy útil elaborar un «plan contra el pánico», que explique con todo tipo de detalles qué es lo que usted podría hacer en caso de que su dolor empeore o incremente. Cuanto más específicamente detalle su plan, más fácil le resultará llevarlo a cabo. Por ejemplo, si usted dice «Llamar a un amigo», añada un detalle como «El número de teléfono de Mary es el 888-0983». O si dice «Relajarse», añada detalles específicos en cuanto a cómo puede relajarse (por ejemplo, «Concentrarse en la respiración», «Tomar un baño con sales de lavanda», o «Sentarme a ver mi deporte favorito por televisión»).

Como ayuda para enfrentarse al dolor durante un recrudecimiento, haga una lista de las opciones, habilidades y técnicas de que dispone. *Sea todo lo específico que pueda.* Así, será capaz de recurrir a esta lista en cualquier otro momento y saber a qué se refiere sin detenerse a pensar. Eso también será una buena manera de repasar las estrategias de afrontamiento que ha aprendido. No tiene porqué limitar su lista a las nuevas técnicas conductuales; también puede incluir cosas como los pasos previos que haya seguido anteriormente para aliviar su dolor, como la aplicación de hielo o la medicación que usaba.

1. _____

Detalles: _____

_____

_____

2. _____

Detalles: _____

_____

_____

3. _____

Detalles: _____

_____

_____

4. _____

Detalles: _____

_____

_____

5. _____

Detalles: _____

_____

_____

6. _____

Detalles: _____

_____

_____

7. _____

Detalles: _____

_____

_____

8. _____

Detalles: _____

_____

_____

9. _____

Detalles: _____

_____

_____

10. _____

Detalles: _____

_____

_____

Haga copias de esta lista y lleve algunas siempre con usted, coloque otras en la puerta de la nevera, y otras más en la guantera de su coche. En otras palabras, tenga estas listas a mano para poder acceder a ellas rápidamente.

Ahora que ha completado su lista, remítase al final del primer capítulo, donde se le pedía escribir una lista similar acerca de qué cosas debía hacer cuando su dolor empeoraba. ¿Nota que ha cambiado algo?

¡Celebrémoslo!

No podemos hacer menos que terminar este programa con una celebración. Si forma parte de un grupo, se pueden leer o intercambiar poemas, dar las gracias a otros miembros del grupo, tocar música, o compartir una comida festiva.

Si no está en ningún grupo, concédase un minuto y cierre los ojos. Imagínese en una habitación llena de gente. Se da cuenta de que esa gente le es desconocida, pero que hay una especie de lucha por un propósito común. El cuarto está lleno de risas, de olor a comida y de conversaciones animadas –conversaciones acerca de lo efectivo que resultó el marcarse su propio ritmo para las actividades que podía realizar, de quién fue asertivo con quién, y de actividades nuevas y recientes que le reportan placer–. Poco a poco, se va dando cuenta de que toda esa gente ha estado leyendo el mismo libro y ha seguido el mismo programa que usted. Con sus esfuerzos y con su duro trabajo, ha entrado a formar parte de un grupo universal de gente que ha optado por tomar un papel activo en el control de su dolor. Disfrute de su celebración con sus colegas imaginarios, o, en todo caso, dese el gusto de disfrutar del trabajo bien hecho. Prémiese con una cena con un amigo, o con un fin de semana o algunos días fuera, o comprándose unas flores, o ¡todo a la vez!

Le ofrezco ahora cuatro ejemplos de poemas y otros materiales compartidos por participantes del programa; todos ellos hablan de luchas, de valor, y del triunfo de las personas sobre el dolor. Al final del capítulo, encontrará un espacio para que *usted* escriba y exprese sus pensamientos a amigos o conocidos invisibles. Le damos las gracias de una manera muy especial por compartir su experiencia.

El viaje

No deseo ser
como el leño en el fuego ardiente
que quema y brama
contra su caída inevitable
a las llamas.

Quiero ser
como el guijarro en el océano;
moldeado y lavado
por las olas y la arena,
calentado por el sol,
levantado por la marea,
cambiante.

S.E. LONG

Un regalo de la lista de deseos

La puerta del ascensor se mantenía abierta para mí, mientras entraba dentro.

Dije «gracias», antes de darme cuenta de que era él quien me había mantenido la puerta abierta. Mirando hacia la elegante puerta del ascensor y solos frente a nuestras propias reflexiones, sentí que tenía que romper ese incómodo silencio.

«Perdone, ¿pero no le...?»

«¿Bruce?, qué coincidencia, ¿cómo estás?»

«Oh, todo va bien», mentí. «¿Y tú?»

Ya sabía la respuesta. Lo había visto durante las últimas dos semanas en mi curso de control del dolor, pero no sé qué me había mantenido alejado para acercarme y saludarle con un «hola». A lo mejor no estaba seguro de que realmente era él; la verdad es que ya hacía bastante tiempo...

«Dios, déjame mirarte...», dijo retirando mi omnipresente gorra.

«Veo que tu pelo va desapareciendo, ¿eh?», añadió.

«Y tú has ganado algo de peso, ¿no?», le contesté. «No me extraña que no te reconociera en clase.»

La puerta se abrió al llegar a la planta baja, y gracias a Dios pudimos acabar con la incomodidad mutua de haber actuado como extraños durante las últimas dos semanas.

«¿Cuánto tiempo hace?», le pregunté. «¿Puede que quince años?»

«Casi veinte», me corrigió él, casi sorprendido por su propia respuesta.

Estuvimos todavía tres o cuatro minutos charlando en el vestíbulo, rememorando viejos recuerdos. Entonces éramos inseparables. En aquel tiempo armábamos mucho jaleo y compartíamos nuestros secretos. Y entonces llegaron las parejas, las bodas, los hijos, las preocupaciones. Perdimos el contacto. Cada uno de nosotros se había caído de la lista «A» de tarjetas de Navidad, y habíamos sido sustituidos por compañeros de trabajo, por los jefes, por la familia política.

Pero todos tenemos una lista «B», una lista de deseos, en la que están los nombres de toda aquella gente que realmente significa algo en nuestras vidas, nombres que uno desearía conservar para siempre si tuviera...

«¡La hora!», salté, mirando mi reloj. «Oh, lo siento, tengo que irme. Le he prometido a mi hijo que...»

«No te preocupes», dijo él. «Lo comprendo. En todo caso, te veré en clase la semana que viene.»

«Sí, hasta la semana que viene, pues.»

De camino a casa me di cuenta de lo tonificante que me había resultado encontrar a este viejo amigo, y de que no quería dejarlo en mi lista «B».

Con la ayuda del instructor de mi curso, descubrí dónde podía encontrarlo. Al día siguiente fui a visitarlo.

«¡Me alegra tanto verte!», me dijo sorprendido, mientras me invitaba a pasar a su salón. «Por favor, ponte cómodo.»

Me resultaba difícil hacerme a la idea de que nos estábamos recuperando el uno al otro y estoy seguro de que a él también. Tras una breve visita, le pregunté si podía volver a dejarme caer por su casa.

«Cuando quieras», me dijo, con una sinceridad reservada a los amigos íntimos.

Tomé en serio su invitación y empecé a visitarle casi a diario, y pronto me di cuenta de lo mucho que estas visitas estaban ayudando a mejorar mi dolor. Casi tanto como lo hacía mi asistencia a las clases de control del dolor. Pronto terminarán estas clases. Las echaré terriblemente de menos. Pero continuaré viendo a mi amigo. Lo único que tengo que hacer es colgar el cartel de:

POR FAVOR, NO MOLESTEN.
ME ESTOY RELAJANDO POR ÓRDENES MÉDICAS.

BRUCE R. COMES

Ladrón

Entré en la habitación de mala gana, solo...
me senté entre vosotros
y me convertí en un ladrón.
Disimuladamente observaba vuestras lágrimas, oía vuestras risas,
y escuchaba vuestras expresiones de reconocimiento.

Fui entrando furtivamente en esas riquezas,
y poco a poco empecé incluso a compartir pequeñas joyas de mi infancia,
fragmentos de conocimiento adulto,
y coloqué vuestros metales preciosos en una bolsita de terciopelo
para llevarla conmigo cuando salga, sin arrepentimiento.

Quizás perdonaréis mi robo,
cuando os déis cuenta en un futuro inespecífico y no resuelto
de que como alquimista enfermizo y confuso, extenderé ante mí vuestros tesoros, y
convertiré vuestros platinos y oros en vida resucitada
y recuperaré lo que robé en cada recuerdo:
la liberación, la comprensión, la escucha interior, la seguridad, el confort...
en que se han convertido y almacenado
vuestras lágrimas, vuestras risas,
vuestras expresiones.

Dejaré ese cuarto en silencio,
con mi saquito de terciopelo nunca más vacío, nunca más a desgana, nunca más solo...

RICHARD COHEN

Gracias

Gracias por los viajes maravillosos a la playa:
mi mente ha recibido mucha más paz de la que necesitaba.

Incluso antes de empezar el curso, sabéis,
¡ya sabía que mi peor ENEMIGA era yo misma!

Ansiedad, dolor, depresión...
se parecía a lo que estábais pasando vosotros.

Necesitaba ayuda; iba perdiendo la paciencia,
pero el cuaderno de trabajo me ayudó a centrarme.

No me salté ninguno de los deberes,
era un gran trabajo mental.

Qué lejos he llegado desde el primer día
he empezado a ver la vida desde otro punto de vista.

Descarté viejas creencias, he cambiado actitudes,
estoy haciendo la limpieza de primavera, pero este año le toca a mi mente!

Así que «gracias» a mis dos profesores,
también a vosotros, compañeros.

Y al salir oí sus dos voces:
«Recuerda, ahora tienes tus propias opciones».

CAROL RUST

Ahora le toca a usted. Si le apetece escribir un poema o una pieza corta en prosa, hágalo en el espacio que le proponemos:

APÉNDICE A

Situaciones más comunes de dolor crónico

En el capítulo 2 se definió el dolor crónico en términos muy amplios, y básicamente entendiéndolo como aquel dolor que dura más de tres meses. Como ya se ha visto, el dolor crónico conlleva consecuencias biopsicosociales de carácter universal, sin importar cuál pueda ser su etiología. Este aspecto característico del dolor permite aproximarse al desarrollo del tipo de programa que hemos querido presentar en este libro.

En todo caso, quisiera aprovechar esta oportunidad para comentar algunos de los síndromes más comunes o al menos los más comprensibles que yo he tratado a lo largo de mi experiencia clínica. Pese a que respeto profundamente el poder de las habilidades y actitudes que presentamos en este libro, también creo que el tratamiento médico debe acompañar en cualquier caso al tratamiento del dolor crónico. Por otro lado, soy también consciente de la considerable ignorancia que existe hoy en día por parte de los profesionales de la salud respecto a síndromes de dolor crónico. De todas formas, la elección de los síndromes particulares que se tratarán aquí obedece a una o más de estas tres razones:

- Frecuentemente se pasan por alto estos síndromes.
- Con frecuencia los profesionales de la salud saben muy poco acerca de ciertos aspectos de sus causas o de posibles tratamientos.
- Existen tratamientos médicos, dirigidos normalmente a los aspectos disfuncionales que contribuyen al síndrome de dolor crónico, que pueden ayudar a reducir la experiencia de dolor.

Fibromialgia

La fibromialgia es un síndrome de dolor crónico que suele afectar sobre todo a mujeres (con una afección media de fibromialgia de 10 a 1 respecto a los hombres). Se han usado numerosos términos para describir este síndrome, y el solapamiento de muchos de estos términos sugiere una serie de puntos que conformarían un *continuum* de síntomas referentes a este síndrome. Entre estos términos se incluye la «fibrosis», «dolor miofacial», «síndrome de fatiga posviral», «síndrome de fatiga crónica», «mialgia en tensión», y «tendomiopatía generalizada». En 1990, el American College of Rheumatology (véase Wolfe y otros en la bibliografía), desarrolló los siguientes criterios para la clasificación de la fibromialgia:

1. Historial de dolor generalizado.
2. Dolor en 11 de 18 puntos localizados a través de palpación digital.

A efectos de clasificación, se diagnostica fibrolmialgia a los pacientes que se encuentran dentro de ambos criterios. El dolor generalizado debe haber estado presente durante al menos tres meses. La presencia de un segundo trastorno clínico no excluye el diagnóstico de fibromialgia, pero se suele hacer este diagnóstico después de excluir otro tipo de trastornos (por ejemplo, trastorno tiroideo, lupus, artritis reumatoide, etc.).

Muchos pacientes con fibromialgia a menudo se quejan de otros síntomas, como dolores de cabeza, colon irritable, vejiga irritada, periodos menstruales dolorosos, visión nublada intermitentemente, y problemas de memoria a corto plazo. Quejas como éstas implican que el trastorno afecta a zonas alejadas del sistema músculo-esquelético.

Estos síntomas se presentan de forma variada y siguen un patrón intermitente, fluctuante y migratorio. Y esto es lo que probablemente contribuya más al largo retardo que se observa entre el desarrollo de los síntomas y el establecimiento de un diagnóstico. La causa es desconocida, y hasta la fecha los dos componentes que se han presentado más a menudo son los trastornos del sueño y la depresión.

Hasta ahora, el tratamiento se ha centrado exclusivamente en los trastornos del sueño, y para ello se prescriben drogas como la imipramina, la amitriptalina y la ciclobenzaprina, con el objetivo de restaurar el sueño reparador. También se recomienda la práctica de algún ejercicio físico de manera regular y moderada, y alguna terapia cognitiva. De la misma forma, es muy útil nadar o permanecer un rato en aguas climatizadas, siempre que los pacientes tengan acceso a este tipo de piscinas.

Numerosas comunidades disponen de grupos de apoyo para la fibromialgia, y seguramente todos los Estados poseen una fundación dedicada a la artritis que apoya a los grupos locales de trabajo. También exite un boletín informativo con las últimas novedades de las actividades de la Fibromyalgia Network, que está llevando a cabo un considerable esfuerzo para dar a conocer los últimos avances y para financiar más investigaciones científicas. Puede usted escribir para recibir información acerca de la suscripción de su boletín a la Fibromyalgia Network, P.O. Box 31750, Tucson, AZ 85751-1750.

Dolor crónico en el cuello y lumbalgia

Resulta muy difícil diagnosticar y tratar el dolor crónico de cuello y en la parte inferior de la espalda, especialmente si no se encuentran anormalidades estructurales aparentes, como la hernia discal, algún tumor (lo que engloba el miedo más típico de aquellas personas con síntomas de dolor crónico), o anormalidades óseas significativas (artritis con o sin afectación clara del nervio, fracturas, etc.). En los casos de hernia discal, la cirugía no siempre ayuda a aliviar el dolor en fase postoperatoria. Por eso, en los casos donde sólo se constata la presencia del dolor, muchos cirujanos no recomiendan a sus pacientes operarse sino más bien tratamientos alternativos (por ejemplo, cuando no hay señales de compresión del nervio en los exámenes previos).

Desde que empecé a observar pacientes que no mejoraban tras sus operaciones o que no ofrecían datos relevantes en las radiografías o estudios MRI, he intentado acercarme a ellos de manera diferente, para tratar de descubrir si existe alguna otra razón explicable para sus síntomas.

En aquellos pacientes cuyo dolor no proviene de una presión sobre el nervio del tejido cicatrizante o de una columna vertebral inestable, así como en los pacientes sin problemas que se puedan solucionar con ayuda de la cirugía, el dolor suele ser el resultado del descondicionamiento de los músculos abdominales y de la espalda. Además, los mecanismos corporales pobres o la desalineación de los huesos pueden contribuir a desarrollar tensiones anormales de los nervios sensoriales o en el tejido conjuntivo. Para fortalecer los músculos del abdomen y de la espalda, es muy útil el desarrollo de un buen programa de recondicionamiento. Para problemas de simetría y de mecanismos corporales pobres, lo que puede ayudarle es el tratamiento con un fisioterapeuta que esté familiarizado con las técnicas de relajación miofacial, la terapia de puntos disparadores de Jones, así como técnicas que favorezcan la energía muscular. En los casos de pobreza en mecanismos corporales también pueden ayudar terapias como las de Alexander y Feldenkrais.

Una de mis grandes frustraciones como especialista del dolor ha sido el darme cuenta de que tanto los tratamientos basados en fisioterapia como los propios fisioterapeutas varían enormemente de unos a otros. La fisioterapia, al igual que otras disciplinas médicas, es mucho más que un arte. Sin embargo, parece que los fisioterapeutas necesitan alguna experiencia de trabajo con pacientes que sufren dolor crónico. Lo que busco en un fisioterapeuta es que se sienta cómodo aunque no elimine totalmente el dolor del paciente; que pueda enseñar al paciente a observar su propio cuerpo y cómo éste se mueve; y cuyo objetivo sea introducir al paciente en un programa independiente de autocontrol del dolor. Lo que espero de él es que no insista en el tratamiento una vez el paciente haya dejado de responder o de progresar, o de realizar las tareas que el fisioterapeuta asigna para hacer en casa.

El tratamiento quiropráctico para el dolor crónico de cuello y de espalda es objeto en nuestros días de mucha controversia, en concreto por lo que respecta a sus beneficios a largo plazo. Hay evidencias de que se han obtenido buenos resultados en personas con empeoramientos agudos de ataques de lumbago. Creo que la quiropráctica y la medicina manual han constituido un valioso instrumento para establecer el diálogo que hoy en día contribuye a explicar los mecanismos corporales disfuncionales presentes en el dolor de cuello y de espalda, especialmente en los pacientes con dolor agudo y crónico y sin evidencias patológicas en rayos X (en el sentido convencional).

Hay muchas manifestaciones de dolor en el cuello que se complican por la presencia de lo que prefiero etiquetar como «fibrosis postraumática». Tras acontecimientos traumáticos como accidentes de coche y heridas, muchos de mis pacientes con dolor crónico en el cuello se quejan de no poder dormir bien y de sentir pinchazos que nunca habían sentido antes del accidente. No está claro que este síndrome sea el mismo que el de la fribromialgia (véase más arriba). No parece estar asociado a los síntomas no musculo-esqueléticos presentes en la fibromialgia primaria. Podría ser útil prescribir alguna medicación para restablecer el sueño recuperativo (por ejemplo, amitriptilina, imipramina), además de alguna fisioterapia motriz encaminada a reconducir las posturas y a coordinar la espalda con las extremidades.

Dolor de cabeza

Se han escrito cientos de libros y de artículos científicos y se han abierto clínicas especializadas para ayudar al esclarecimiento de un problema tan común y trastornante como los dolores de cabeza. Afortunadamente, la mayoría de los síndromes de dolor de cabeza son problemas crónicos pero intermitentes. Como en el caso del dolor de espalda, los desencadenantes o causas pueden agruparse en diversos factores. Me gustaría mencionar aquí alguno de los factores que más se han pasado por alto para la manifestación de los dolores de cabeza. El excesivo consumo de cafeína y el uso crónico de antiinflamatorios como la aspirina o el ibuprofeno pueden conducir a los «dolores de cabeza de rebote» (dolores de cabeza debidos al uso o abuso crónico de una sustancia). Es el mismo caso que las drogas para combatir el dolor de cabeza, como el Fioricet®, Firorinal® y Esgic®. Además, estas drogas pueden llegar a crear dependencia, ya que contienen componentes derivados de los barbitúricos.

Cuando visito a pacientes que se quejan diariamente de dolores de cabeza, descubro frecuentemente que sufren alguna tensión muscular o espasmos en sus músculos del cuello (variaciones del mismo tema serían los pacientes con tensión en la articulación temporomandibular, causadas por caries o por el crecimiento de algunos dientes; en estos casos es muy útil una buena vigilancia nocturna de los dientes). Las terapias centradas en el fortalecimiento de las extremidades superiores y el entrenamiento en conseguir buenas posturas para la cabeza, el cuello y brazos, que pueden incluso eliminar el problema, son muy efectivas. Deben tener un especial cuidado aquellos pacientes que experimentan mayor dolor de cabeza después de haber practicado ejercicios con sus extremidades superiores: probablemente están utilizando sus músculos de manera incorrecta, por debilidad o por alguna torcedura, así que los debe supervisar algún monitor, al menos en el inicio del tratamiento.

Para aquellos pacientes propensos a bajos niveles de azúcar en sangre sería recomendable evitar largos periodos de ayuno durante el día. En algunos pacientes se ha asociado frecuentemente el hecho de saltarse alguna comida con la aparición de dolores de cabeza.

Cistitis intersticial

La cistitis intersticial es una inflamación crónica de la vejiga que se da principalmente en mujeres, de la que se desconoce todavía la causa. Entre los síntomas más comunes cabe citar dolor y presión sobre la pelvis, una mayor frecuencia urinaria (tanto de día como de noche), relaciones sexuales dolorosas y dolores de espalda. En los análisis de orina no se detecta la presencia de infecciones, aunque la persona siente que sí hay una infección. Normalmente el diagnóstico se hace a través de una cistoscopia (visión general de la vejiga), donde se observa la pared vejigal, y se toma una muestra de tejido. El tratamiento, aunque existe, no ayuda en todos los casos a eliminar los síntomas. En Estados Unidos existen organizaciones tanto a escala nacional como local que ayudan a mujeres con cistitis intersticial, y les informan de los últimos avances científicos y tratamientos. Si está usted interesado, puede contactar con el grupo nacional, la Interstitial Cystitis Association, en P.O. Box 1553, Madison Square Station, Nueva York, NY 10159, o llamar al teléfono (212) 979-6057.

Endometriosis

La endometriosis es un trastorno que aparece en las mujeres que muestran tejido uterino *(endometrium)* fuera de la cavidad uterina *(útero)*. Se desconocen las causas por las que el tejido invade áreas situadas fuera del útero. Se cree que el dolor asociado a la endometriosis es debido a pequeñas hemorragias que se producen durante el periodo menstrual y la irritación generada por los tejidos adyacentes. Sin embargo, la cantidad de tejido implantado fuera del útero no se correlaciona con la intensidad, frecuencia y cantidad de dolor pélvico experimentado, así que seguramente debe de haber otros complicados mecanismos implicados en este tipo de dolor. El tratamiento va desde la medicación con pastillas anticonceptivas, hasta los medicamentos derivados de la testosterona adecuados para la histerectomía. Este síndrome de dolor crónico dispone también de una red de organizaciones nacionales y locales para ayudar a las personas que lo sufren y para informar de los últimos avances. Puede entrar en contacto con ellos a través de la Endometriosis Association en 8585 North 76th Place, Milwaukee, WI 53223, o llamando al teléfono (414) 355-2200.

Neuropatías

Muchas situaciones de dolor están asociadas a la irritación o a la lesión en algún nervio, y son conocidas como «neuropatías». Entre ellas se encuentra la neuralgia posherpética, que está causada por el mismo virus que da origen a la sífilis del pollo, *el Herpes zoster*. Puede afectar a cualquier nervio periférico, y está asociado a un cosquilleo en la piel, que degenera en un sarpullido de pequeñas ampollas y que en dos semanas producen costra y empiezan a supurar. Puede asociarse a síntomas de fiebre y gripe. En personas mayores de 65 años, existe una gran probabilidad de desarrollar un dolor en los nervios que se extiende hasta que pasa el sarpullido. Por lo general, se recomienda recetar bloqueantes nerviosos a las personas ancianas de alto riesgo, y prolongar el tratamiento hasta algunos días o incluso semanas después de haber aparecido el sarpullido. Otro remedio efectivo consiste en aplicar Zostrix© en la zona de la piel afectada cinco veces al día, una vez se ha curado el área con ampollas. Para una buena administración de este medicamento, siga las instrucciones que se adjuntan en el envase. Zostrix© se receta sin prescripción médica, pero en todo caso es bueno consultar al médico de cabecera para confirmar el diagnóstico.

Podríamos asociar la diabetes a alguna neuropatía dolorosa, además de la neuropatía caracterizada por falta de sensación en las manos y en las extremidades inferiores. La mayoría de neuropatías diabéticas suelen desaparecer entre los 12 y los 18 meses. La medicación adecuada para estos casos suele ser la amitriptalina, el bacoflen y la mexitelina.

Una situación bastante común que se desarrolla tras un trauma más o menos importante en las extremidades suele ser el dolor que afecta al sistema nervioso simpático, y que se conoce con los nombres de «distrofia del reflejo simpático», o «distrofia de Sudeck», o «síndrome mano/hombro». Se desconoce en qué consiste exactamente esta alteración, pero tiene como resultado una implicación del sistema nervioso simpático –responsable del diámetro y apariencia de los vasos sanguíneos, así como de la sudoración en las extremidades–, en el proceso doloroso. Así, este trastorno se caracteriza por hinchazones, incrementos de la sudoración, vasoconstricción (que hace que la piel cambie de un color rojo oscuro al azulado) y un intenso dolor en la extremidad implicada. Incluso el contacto con la luz puede hacer disparar el dolor en la zona afectada. Se trata de un síndrome de gran complejidad y necesita ser tratado por especialistas del dolor o por alguien muy familiarizado con este diagnóstico. Menciono este caso por si usted nota alguno de estos síntomas pero todavía no se le han diagnosticado, y pueda por tanto aportar esta descripción a su médico de cabecera. Los bloqueantes nerviosos destinados a inhibir la acción del sistema nervioso simpático suelen dar resultado en este tipo de síndrome, pero debe prescribirse en los primeros estadios del trastorno. En estos casos también se han usado medicamentos para el control de la presión sanguínea, como los bloqueantes del canal de calcio, o los alfa y beta.

Otra buena ayuda podría ser la fisioterapia, que incluye los baños de contraste, la desensibilización del miembro afectado o la estimulación galvánica a alto voltaje de la piel.

La presencia de algún tipo de síntoma relacionado con picazones, sensación de quemazón, o una gran sensibilidad al contacto con la luz, unido a un dolor intenso, puede estar indicando la presencia de alguna neuropatía. Sería beneficioso el uso de dosis bajas de amitriptalina o de imipramina.

APÉNDICE B

Trabaje cómodamente

Nancy L. Josephson

Muchos de los pacientes que participan en el programa de control del dolor trabajan en despachos y utilizan ordenadores de forma habitual. Si es usted uno de estos pacientes, es muy importante que adopte la postura correcta el sentarse frente al ordenador, para reducir o prevenir aspectos como los que siguen:

- Dolor en el cuello y en los hombros.
- Tensión ocular.
- Rigidez.
- Síndrome del túnel carpal.
- Dolor de muñeca.
- Dolor de espalda.
- Dolor de cabeza.
- Contracciones musculares recurrentes.

La mayoría de las grandes empresas son «ergonómicamente conscientes» de la importancia que tiene equipar correctamente el área de trabajo. Si tiene la suerte de trabajar para una de estas empresas, aproveche las ventajas y servicios que ésta le puede ofrecer. Pero aunque su empresa no le ofrezca este tipo de servicios ergonómicos, usted mismo puede adecuar su oficina para que le sea cómodo trabajar en ella.

Ajuste su silla

El mejor tipo de sillas para el trabajo de oficina es la llamada «silla de secretaria» (sin brazos), con cuatro tipos de ajuste:

- Altura del asiento.
- Ángulo del asiento.
- Altura de la espalda.
- Ángulo de la espalda.

Para ajustar su silla, siga las instrucciones que le proporcionamos:

1. Ajuste la altura de la silla de manera que las rodillas se doblen haciendo un ángulo de 90º (y deje que sus pies reposen cómodamente en el suelo.
2. No cruce las piernas mientras trabaja. Puede provocar una contracción del riego sanguíneo y producir algún cosquilleo, haciendo que sus piernas se «duerman».
3. Ajuste el ángulo de asiento de la silla de manera que no acentúe la presión de la rodilla sobre la parte baja de su pierna.
4. Intente evitar las sillas con brazos. Añaden una presión extra a sus brazos y si se apoya en ellos los coloca en una posición artificial.
5. Tal vez necesite más apoyo en la parte baja de su espalda de la que su silla proporciona. Consulte con su médico o con el fisioterapeuta el tipo de cojín que mejor se adapte a sus necesidades.

Ajuste la distancia y altura de la pantalla del ordenador

Una vez haya conseguido que su silla resulte más cómoda, acérquese al escritorio y siéntese. Ahora deberá ajustar la altura de la pantalla del ordenador de manera que aligere la tensión de su cuello y hombros.

1. Siéntese cómodamente en su silla. Mantenga los pies en contacto plano con el suelo.
2. Levante la cabeza de manera que quede mirando al frente en línea recta, ni hacia arriba ni hacia abajo. Ésta es la posición que debe mantener cuando mire a la pantalla del ordenador. Relaje los hombros y los brazos mientras se coloca en esta postura.
3. Ajuste la altura de su monitor (hacia arriba o hacia abajo) de manera que usted quede mirando al frente. La pantalla debe quedar más o menos a la altura de su frente. Para levantar la altura de su monitor puede usar cosas como:

- Listines de teléfono.
- Paquetes de papel.
- Catálogos.
- Soportes diseñados especialmente.

El monitor debe encontrarse a una distancia de unos 45-60 centímetros de sus ojos. Si es posible ajustar el ángulo de su monitor, intente moverlo entre 10º y 20º.

Cuando haya determinado la altura de su monitor, siéntese y compruebe que es lo suficientemente cómodo para usted. Si nota tensión en su cuello, levante o baje el monitor hasta que se sienta cómodo.

Evite el brillo

El principal factor causante de vista cansada al utilizar el ordenador es el brillo que se desprende de la pantalla. Podemos evitar fácilmente la vista cansada siguiendo las siguientes instrucciones:

1. No sitúe la pantalla del ordenador ante una luz directa (rayos del sol, luz de sobremesa, etc.).
2. Los mayores culpables del brillo son las luces fluorescentes. Si es posible, coloque su pantalla en dirección contraria a la luz de los fluorescentes, y si necesita más iluminación recurra a pequeñas luces de mesa.
3. En las tiendas de ordenadores suelen disponer de protectores antibrillo, que pueden superponerse a la pantalla tradicional.
4. También se puede disponer de gafas antireflectantes, incluso para aquellas personas que no necesitan usar gafas. Para más sugerencias en este sentido, consulte a su oculista.
5. Algo tan simple como un pedazo grande de cartón sobresaliendo en su monitor puede reducir considerablemente el brillo que éste produce.
6. Evite permanecer durante periodos muy largos de tiempo frente a la pantalla de su ordenador. La gente que no deja de mirar la pantalla suele dejar de parpadear, lo que causa sequedad en los ojos y escozor. De vez en cuando mire para otro lado y procure fijar la vista en algún otro objeto. Parpadee a menudo para evitar la sequedad.

Ajuste la altura del teclado

El síndrome del túnel carpal y las contracciones musculares recurrentes se han convertido en las enfermedades de moda de los años noventa, por culpa del uso de teclados y de ratones (*mouses*). Si es usted de los que usa teclados y ratones, es muy probable que desarrolle estos problemas, pero puede reducir esa posibilidad situando su teclado a la altura adecuada. Al situar su teclado, siga las instrucciones que le proponemos a continuación:

1. La mesa en la que usted trabaja debe encontrarse a una altura de entre 60 y 75 cm respecto al suelo.
2. Use algún tipo de protector para las muñecas, de manera que éstas no reposen directamente sobre la superficie dura de la mesa.
3. Ajuste la altura de la mesa de manera que sus manos formen un ángulo de 90 º al apoyarse sobre la mesa, y sin que las muñecas sobresalgan ni para arriba ni para abajo. Asegúrese de que tiene las muñecas descansando sobre la mesa horizontalmente y de que tiene los dedos estirados hacia el frente.

Use una alfombra para el ratón

Si su ordenador dispone de ratón, siga las sugerencias que le proponemos a continuación para prevenir tensión en la muñeca y en los hombros:

1. Use una alfombrilla para proteger el ratón y para permitir que se deslice más fácilmente.
2. Cuando use el ratón, procure mover todo el brazo. Mucha gente acusa intensos tirones en las muñecas cuando usa el ratón. Y eso no hace más que añadir tensión a la muñeca.
3. Si tiene que trabajar durante mucho rato con el ratón, tómese diversos descansos.
4. Coloque la alfombrilla para el ratón cerca del teclado, de manera que no tenga que hacer grandes movimientos para ir a buscarlo.

Descansos

Si pasa más de una hora al día frente al ordenador, lo mejor que puede hacer por su cuerpo y por su mente es tomarse algún descanso de vez en cuando. La mayoría de ordenadores llevan alguna alarma incorporada, de manera que suenan cada cierto tiempo, avisándole de que ya es hora de tomar un descanso. Fije el tiempo durante el que puede trabajar hasta que necesite tomar un descanso. Y pasado ese tiempo, ¡descanse!

Practique algún ejercicio

Practicar algún ejercicio es también una buena manera para reducir el estrés mientras se trabaja frente a un ordenador. Aquí le presentamos algunos ejercicios fáciles de seguir:

Respiración

Respire diafragmáticamente para ayudar a relajar el cuerpo y reducir la tensión y el estrés. Deje reposar su cabeza entre los hombros y los brazos.

Ejercicios con los ojos

1. Retire la mirada de la pantalla y mire durante un momento hacia otro lado, fijándose en algún objeto durante algunos segundos.
2. Parpadee frecuentemente para humedecer los ojos.
3. Mueva el ojo hacia la izquierda y hacia la derecha. Mire hacia arriba y abajo.

Ejercicios de estiramiento

Los ejercicios siguientes le serían útiles para reducir cualquier tensión o contractura muscular que surja mientras trabaja con el ordenador:

Hombros y cuello

1. Levante los hombros hacia las orejas, y mantenga la tensión durante un momento.
2. Relaje sus hombros y brazos.
3. Repita este ejercicio cinco veces para evitar la tirantez en el área del cuello y de los hombros.

Cervicales

1. Asegúrese de que está bien sentado, con la espalda recta y situado frente al ordenador.
2. Las manos deberán estar detrás de la cabeza, de manera que los codos queden hacia afuera y a los lados.
3. Levante los hombros hasta que sienta una ligera tirantez en las cervicales.
4. Manténgase en esta postura durante 10 segundos. Después, afloje los músculos y relájese.

Manos

Presentamos dos ejercicios para las manos. El primero es éste:

1. Cierre el puño.
2. Manténgalo cerrado durante unos segundos.
3. Relaje las manos.

Y el segundo:

1. Estire los dedos de las dos manos frente a usted.
2. Sepárelos lo máximo que pueda los unos de los otros.
3. Mantenga esta fuerza hasta que sienta tensión en sus dedos.
4. Relájese.

Estiramientos generales

Un buen ejercicio para el cuerpo en general consiste en levantarse del escritorio y caminar un poco alrededor, abriendo los brazos y moviendo el cuerpo.

APÉNDICE C

Bibliografía

La siguiente lista contiene todos los libros y artículos recomendados en las «Lecturas complementarias» de cada capítulo, más algunas referencias adicionales.

Antonovsky, Aaron, *Unraveling the Mystery of Health: How People Manage Stress and Stay Well*, San Francisco, Jossey-Bass, 1987

Bell, Lorna y Eudora Seyfer, *Gentle Yoga*, Berkeley CA , Celestial Arts, 1987.

Benson, Herbert, *The Mind/Body Effect*, Nueva York, Simon and Schuster, 1979.

Benson, Herbert, *The Relaxation Reponse*, Nueva York, William Morrow, 1975.

Benson, Herbert, *Your Maximum Mind*, Nueva York, Times Books, 1984.

Benson, Herbert y Eileen Stuart, *The Wellness Book: The Comprehensive Guide to Maintaining Health and Treating Stress-Related Illness*, Nueva York, Birch Lane Press, 1992

Borysenko, Joan, *Minding the Body, Mending the Mind*, Reading MA, Addison-Wesley, 1987.

Brody, Jane, *Jane Brody's Good Food Book* , Nueva York, Bantam Books, 1985.

Burns, David, *The Feeling Good Handbook*, Nueva York, Penguin Books, 1989.

Burns, David, *Ten Days to Self-Esteem*, Nueva York, Quill/William Morrow, 1993 (trad. cast.: *Sentirse bien*, Barcelona, Paidós, 1ª ed. 4ª reimp., 1996).

Caudill, Margaret, Richard Snable, Patrizia Zuttermeister, Herbert Benson y Richard

Friedman «Decrease Clinic Use by Chronic Pain Patients: Reponse to Behavioral Medicine Interventions» *The Clinical Journal of Pain,* 7 (1991), 305-310.

Cialdini, Paul, *Influence: The Psichology of Persuasion,* Nueva York, William Morrow, 1993.

Darlington, L. Gail, «Dietary Therapy for Arthritis», *Rheumatic Disease Clinics of North America,* 17 (1991), 273-285.

Davis, Martha, Elizabeth Robbins Eshelman y Matthew McKay, *The Relaxation and Stress Reduction Workbook,* Oakland CA, New Harbinger, 1988.

Dietary Guidelines for Americans, 3ª ed., Washington DC, U.S. Departament of Health and Human Services, 1990.

Dwyer, Johanna, «Nutritional Remedies: Reasonable and Questionable», *Annals of Behavioral Medicine,* 14 (1992), 120-125.

Ekman, Paul, Robert Levenson y Wallace Friesen, «Autonomic Nervous System Activity Distinguises among Emotions», *Science,* 221 (1983), 1.208-1.210.

Ellis, Albert y Russell Grieger, *Handbook of Rational-Emotive Therapy,* Nueva York, Springer 1977.

Fanning, Patrick, *Visualization for change,* Oakland, CA, New Harbinger, 1988.

Fawzy I. Fawzy, Nancy Fawzy, Christine Hyun, Robert Elashoff, Donald Guthrie, John Fahey y Donald Morton, «Malignant Melanoma: Effects of an Early Structured Psychiatric Intervention, Coping, and Affective State on Recurrence and Survival 6 Years Later», *Archives of General Psychiatry,* 50 (1993), 681-688.

Fields, Howard, *Pain,* Nueva York, McGraw-Hill, 1987.

Fields, Howard L. y John Liebeskind (comps.), *Pharmacological Approaches to the Treatment of Chronic Pain: New Concepts and Critical Issues,* Seattle, IASP Press, 1994.

Fisher, Roger y William Ury, *Getting to Yes: Negotiating Agreement without Giving In,* Boston, Houghton Mifflin, 1981.

Flanigan, Beverly, *Forgiving the Unforgivable: Overcoming the Bitter Legacy of Intimate Wounds,* Nueva York, Macmillan 1992.

Gawain, Shakti, *Creative Visualization,* Nueva York, Bantam Books, 1978.

Hafen, Brent, Kathryn Frandsaen, Keith Karren y Keith Hooker, *The Health Effects of Attitudes Emotions and Relationship,* Provo UT, EMS Associates, 1992.

Hall, Edward T., *Beyond Culture,* Garden City, NY, Doubleday, 1976.

Hanh, Thich Nhat, *The Miracle of Mindfulness: A Manual of Meditation,* Boston, Beacon Press, 1991.

Jacobson, Edmund, *Progressive Relaxation,* Chicago, University of Chicago Press, 1938.

Kabat-Zinn, John, *Full Catastrophe Living: Using the Wisdom of Your Body and Mind to Face Stres, Pain and Illness,* Nueva York, Delacorte Press, 1990.

Keefe, Francis y Karen M. Gil «Behavioral Approaches in the Multidisciplinary Management of Chronic Pain: Program and Issues» *Clinical Psychology Rewiew,* 6(1986), 87-113.

Kjeldsen-Kragh, Jens *et al.,* «Controlled Trial of Fasting and One-Year Vegetarian Diet in Rheumatoid Arthritis», *The Lancet,* 338 (1991), 899-902.

Klein, Allen, *The Healing Power of Humor*, Los Ángeles, CA, Tarcher, 1989.

Kobasa, Suzanne, «Stressful Life Events, Personality and Health: An Inquiry into Hardiness», *Journal of Personality and social Pyschology*, 37 (1979), 1-11.

Lazarus, Richard S. y Susan Folkman, *Stress, Appraisal and Coping*, Nueva York, Springer, 1984.

Lieberman, Harris R., Suzanne Corkin, Bonnie J. Spring, John H. Growdon y Richard J. Wurtman, «Mood, Performance, and Pain Sensivity: Changes Induced by Food Constituents», *Journal of Psychiatric Research*, 17 (1982-1983), 135-145.

Melzack, Ronald y Patrick D. Wall, *The Challenge of Pain: Exciting Discoveries in the New Science of Pain Control*, Nueva York, 1983, Basic Books.

Morris, David *The Culture of Pain*, Berkeley, University of California Press, 1991.

Natow, Annette B. y Jo-An Heslin, *The Fat Counter*, Nueva York, Pocket Books, 1993.

Nutrition Action Health Letter, 10 números publicados por año; si desea información sobre suscripciones escriba al Center for Science in the Public Interest, 1875 Connecticut Ave. N.W., Suite 300, Washington, DC 20009-5728 o llame al (202) 667-7483.

Ornstein, Robert, *Evolution of Consciousness*, Nueva York, Prentice-Hall, 1991.

Ornstein, Robert, *The Psychology of Consciousnes*, Nueva York, Penguin Books, 1986.

Ornstein, Robert y David Sobel *The Healing Brain*, Nueva York, Simon and Schuster, 1987.

Ornstein, Robert y David Sobel, *Healty Pleasures*, Reading MA, Addison-Wesley, 1989.

Panush, Richard, «Does Food Cause or Cure Arthritis?», *Rheumatic Disease Clinics of North America*, 17 (1991), 259-272.

Pennebaker, James, *Opening Up: The Healing Power of Confiding in Others*, Nueva York, William Morrow, 1990.

Pennington, Jean A. T. y Helen Nichols Church, *Bowes and Church´s Food Values of Portions Commonly Used*, 13ª ed., Nueva York, Harper and Row, 1980.

Portenoy, Russell, «Chronic Opioid Therapy in Non -Malignant Pain», *Journal of Pain and Symptom Management*, 5, Supl. n1 (1990), 546-562.

Radnitz, Cynthia, «Food Triggered Migraine: A Critical Review», *Annals of Behavioral Medicine*, 12 (1990), 51-64.

Rainville, James, David Ahern, Linda Phalen, Lisa Childs y Robin Sutherland, «The Association of Pain with Physical Activities in Chronic Low ack Pain», *Spine*, 17 (1992), 1060-1064.

Rippe, James M. y Ann Ward, *Rockport´s Complete Book of Fitness Walking*, New York, Prentice Hall Press, 1989.

Robbins, Anthony, *Awake the Giant Within*, Nueva York, Summit Books, 1991.

Rogers, Carl, *Client-Centered Therapy*, Boston, Hougthon Mifflin, 1951 (trad cast.: *Psicoterapia centrada en el cliente*, Barcelona, Paidós, 2ª edic., 1986).

Shaef, Anne Wilson, *Meditations for Women Who Do Too Much*, San Francisco, Harper, 1990.

Seligman, Martin, *Learned Optimism*, Nueva York, Knopf, 1991.

Seltzer, Samuel, Russell Stoch, Richard Marcus y Erick Jackson, «Alteration of Human

Pain Tresholds by Nutritional Manipulation and L-Tryptophan Supplementation» , *Pain*, 13 (1982), 385-393.

Shah, Idries, *The Pleasantries of the Incredible Mulla Nasrudin*, Londres, Octagon Press, 1983 (trad. cast.: *Las ocurrencias del increíble Mulá-Nasrudín*, Barcelona, Paidós, 1ª ed., 3ª reimp., 1996).

Shah, Idries, *Reflections*, Londres, Octagon Press, 1983 (trad. cast.: *Reflexiones*, Barcelona, Paidós 1 ed., 2ª reimpr., 1993).

Shah , Idries, *The Subleties of the Inimitable Mulla Nasrudin and The Exploits of the Incomparable Mulla Nasrudin,* Londres, Octagon Press, 1983 (trad. cast.: *Las hazañas del incomparable Mulá Nasrudín*, Barcelona, Paidós, 1ª edic., 3ª reimp., 1997).

Steinmetz, Jenny, Jon Blakenship, Linda Brown, Deborah Hall y Grace Miller, *Managing Stress before It Manages you*, Palo Alto, CA, Bull 1980.

Tannen, Deborah, *That's Not Wat I Meant!: How Conversational Style Makes or Breaks Relationships*, Nueva York, Ballantine Books (trad. castellana: *Yo no quise decir eso,* Barcelona. Paidós, 1991).

Tannen, Deborah, *You Just Don´t Understand: Women and Men in Conversation*, Nueva York, William Morrow, 1990.

Tufts University Diet and Nutrition Letter, 12 números publicados por año. Si desea información sobre suscripciones, escriba a P.O. Box 57857, Boulder CO 80322-7857 o llame al (800) 274-75818 si reside fuera de Colorado) o al (303) 447-9330 (si llama desde Colorado).

Warshaw, Hope S., *The Restaurant Companion: A Guide to Healthier Eating Out*, Chicago, Surrey Books , 1990.

Williams Redford, B., y Virginia Williams, *Anger Kills: Seventeen Strategies for Controlling the Hostility that can Harm your Health*, Nueva York, Times Books, 1993.

Wolfe, Frederick *et al.,* «The American College of Rheumatology 1990 criteria for the classification of fibromyalgia», *Arthritis and Rheumatism,* 33 (1990), 160-172.

Índice analítico y de nombres

Cuadernos de trabajo y otros materiales

Ejemplar de diario de dolor

Nombre: _____

Lunes

Fecha: 11/1

Hora	Describir situación	Sensación (1-10)	Describir sensación	Malestar (1-10)	Describir el malestar	Medida adoptada o medicación
Hora 1: 8.00	Desayuno	6	Duele	5	Frustrado	Ducha
Hora 2: Tarde	Comida	8	Palpitaciones	8	Disgustado	2 Ibuprofen
Hora 3: 21.00	Ir a la cama	10	Agudo, intenso	10	Indefenso	Bolsa agua caliente
Total:		24		23		
Puntuación:		8		8		

Martes

Fecha: 11/2

Hora	Describir situación	Sensación (1-10)	Describir sensación	Malestar (1-10)	Describir el malestar	Medida adoptada o medicación
Hora 1: 8.00	Desayuno	9	Espasmos	10	Asustado	Vuelvo a la cama
Hora 2: 11.30	Levantándose	7	Palpitaciones	8	Triste	RR, calor
Hora 3: 21.00	Revisar facturas	5	Molestia	4	Cómodo	Actividades previstas
Total:		21		22		
Puntuación:		7		7		

Miércoles

Fecha: 11/3

Hora	Describir situación	Sensación (1-10)	Describir sensación	Malestar (1-10)	Describir el malestar	Medida adoptada o medicación
Hora 1: 8.00	Levantándose	4	Molestia	2	Alivio	Ejercicios suaves
Hora 2: Tarde	Comida	5	Molestia	1	Bajo control	RR, 2 aspirinas
Hora 3: 22.00	Salí a cenar	6	Duele	1	Feliz	Ducha caliente llegar
Total:		15		4		
Puntuación:		5		1		

Jueves

Fecha: 11/4

Hora	Describir situación	Sensación (1-10)	Describir sensación	Malestar (1-10)	Describir el malestar	Medida adoptada o medicación
Hora 1: 7.30	Desayuno	5	Molestia	1	Bajo control	RR
Hora 2: 13.00	Limpiar casa	6	Molestia	2	Bajo control	Sentado act. baja
Hora 3: 21.00	Ver la TV	5	Duele	1	Feliz	Estiramientos
Total:		15		4		
Puntuación:		5		1		

Diario del dolor

Nombre:

	Describir situación ▶	Sensación (1-10) ▶	Describir sensación ▶	Malestar (1-10) ▶	Describir el malestar ▶	Medida adoptada o medicación ▶

Lunes

Fecha:

Hora 1:
Hora 2:
Hora 3:

Total:

Puntuación:

Martes

Fecha:

Hora 1:
Hora 2:
Hora 3:

Total:

Puntuación:

Miércoles

Fecha:

Hora 1:
Hora 2:
Hora 3:

Total:

Puntuación:

	Describir situación ▶			Sensación (1-10) ▶		Describir sensación ▶			Malestar (1-10) ▶		Describir el malestar ▶			Medida adoptada o medicación ▶		
Jueves																
Fecha:																
Hora 1:																
Hora 2:																
Hora 3:																
	Total: Puntuación:															
Viernes																
Fecha:																
Hora 1:																
Hora 2:																
Hora 3:																
	Total: Puntuación:															
Sábado																
Fecha:																
Hora 1:																
Hora 2:																
Hora 3:																
	Total: Puntuación:															
Domingo																
Fecha:																
Hora 1:																
Hora 2:																
Hora 3:																
	Total: Puntuación:															

Diario de técnicas de respuesta de relajación

Rellene semanalmente el Diario de respuestas de relajación (RR) que le presentamos a continuación. Indique junto a cada categoría la información adecuada sobre su práctica diaria. Utilice este diario durante las tres primeras semanas para reforzar la práctica en el ejercicio. Para graduar su estado de relajación, utilice la escala siguiente: 0 = muy relajado; 10 = muy tenso.

Fecha								
Hora de comienzo								
Hora de finalización								
Lugar								
Posición								
Grado de relajación								
Grado de relajación al terminar								
Efectos del dolor al finalizar (0-10)								
Método seguido (casete, ejercicio, visualización, otros)								

¿Existe algún obstáculo que le impida llevar a cabo la práctica de RR diariamente? ¿Cómo puede solventar este problema?

_____

_____

_____

_____

_____

Cuaderno de establecimiento de actividades

Fecha: _____   Nombre : _____

Intente recordar la mayor cantidad de actividades que le sea posible y rellene la lista que le presentamos a continuación; anote el nivel basal de dolor que siente al iniciar la actividad, y la cantidad de tiempo (en minutos) que puede dedicar a cada actividad antes de que el nivel de su dolor aumente en 1-2 puntos («tiempo apto» para esa actividad). Cambie entonces a otra actividad durante el tiempo suficiente para dejar que el dolor vuelva a su nivel basal, y anote la cantidad de minutos que necesita para ello (momento «no apto»). Utilice una escala de 0 a 10. Revise este ejercicio mensualmente.

Le presentamos aquí un ejemplo:

Actividad realizada durante el momento «apto»	Momento «apto» (minutos)	Momento «no apto» (minutos)	Actividad realizada durante el momento «no apto»
Lavar los platos	*10 minutos*	*15 minutos*	*Revisar las cuentas, hablar con un amigo, sentarse y practicar una RR*

Ahora le toca a usted.

Nivel basal de dolor _____ (0-10)

Actividad realizada durante el momento «apto»	Momento «apto» (minutos)	Momento «no apto» (minutos)	Actividad realizada durante el momento «no apto»
1.			
2.			
3.			
4.			
5.			
6.			
7.			
8.			
9.			
10.			
11.			
12.			

Diario de comidas

Instrucciones

Nivel A de dolor: es el nivel que alcanza la sensación y el malestar de su dolor antes de empezar a comer.

Hora de comienzo: hora del día a la que empieza a comer.

Comida/bebida: registre todo aquello que coma o beba. No olvide añadir si la comida o bebida que ha ingerido contiene algún derivado o sustitutivo del azúcar, o si se trata de un producto nuevo para usted. Si está registrando la cantidad de grasa que come, también lo puede anotar al lado de cada comida o bebida.

Cantidad: cantidad de comida o bebida que ha ingerido (una copa, o un vaso de 250 mililitros).

Hora de finalización: se refiere a la hora en que terminó la comida que está registrando. (Si se da cuenta de que está tardando unos diez minutos o menos en comer, puede empezar a practicar la acción de comer cada vez más lentamente.)

Nivel B de dolor: es el nivel de sensación y malestar de su dolor al terminar de comer.

Nivel C de dolor: es el nivel que alcanza la sensación y el malestar que le produce su dolor al cabo de dos horas de haber terminado de comer. Ése es el tiempo medio que usted tarda en hacer la digestión de su comida. Si todavía se siente lleno o incómodo, sería bueno echar un vistazo a lo que ha comido, cuánto comió, y con qué rapidez lo hizo, para comprobar si el problema está en alguna de estas áreas.

Quizá deba cumplimentar este diario durante semanas antes de que vea cuál es la relación entre lo que come y su patrón de dolor.

Fecha: _____   Nombre : _____

Nivel A de dolor (sensación y malestar, 0-10)	Hora de comienzo	Comida/bebida	Cantidad	Hora de finalización	Nivel B de dolor (sensación y malestar, 0-10)	Nivel C de dolor (sensación y malestar, 0-10)

Recuerde: FOTOCOPIE ESTAS HOJAS ANTES DE UTILIZARLAS. Se concede autorización para reproducir este ejemplar a los compradores de este libro única-mente para uso personal o terapéutico.

Registro diario de pensamientos automáticos

Fecha	Situación	Pensamientos automáticos	Respuesta física	Respuesta emocional	Distorsión cognitiva	Pensamiento reformulado

Recuerde: FOTOCOPIE ESTAS HOJAS ANTES DE UTILIZARLAS. Se concede autorización para reproducir este ejemplar a los compradores de este libro únicamente para uso personal o terapéutico.

Hoja de *feedback*

Nombre: _____

Fecha: _____

Registro de la semana nº: _____

1. Registre las puntuaciones medias diarias para su sensación de dolor y el grado de malestar que le produce:

	Día 1	Día 2	Día 3	Día 4	Día 5	Día 6	Día 7
Sensación	_____	_____	_____	_____	_____	_____	_____
Malestar	_____	_____	_____	_____	_____	_____	_____

Si se trata de su primera sesión, registre el nivel de dolor que siente en estos momentos (0-10): _____

2. Con respecto a la semana pasada, la *sensación* de su dolor:
Ha mejorado _____ Continúa siendo el mismo _____ Ha empeorado _____
¿A qué cree usted que se debe? _____
_____
_____

Con respecto a la semana pasada, el *malestar* que le provoca su dolor:
Ha mejorado _____ Continúa siendo el mismo _____ Ha empeorado _____
¿A qué cree usted que se debe? _____
_____
_____

3. Anote qué medicación ha estado tomando para calmar su dolor:

Nombre de la medicación	Dosis	Frecuencia*
_____	_____	_____
_____	_____	_____
_____	_____	_____
_____	_____	_____
_____	_____	_____

* ¿Cuántas veces al día o por semana toma este medicamento? Si se trata de narcóticos, ¿cuántas pastillas tomó durante la semana?

4. En la actualidad, ¿está usted sometiéndose a algún otro tratamiento para el dolor, por ejemplo bloqueantes nerviosos, fisioterapia, acupuntura, etc.? _____
_____
_____

5. Cuántas veces durante esta semana ha practicado:
Técnicas de RR _____   Minirrelajaciones _____
Ejercicio físico: Tipo _____ Duración _____ Frecuencia _____
Tipo _____ Duración _____ Frecuencia _____

6. ¿Ha introducido algún cambio en su alimentación? ¿Qué tipo de cambio? Si así ha sido, ¿ha notado algún efecto sobre su dolor? _____
_____
_____

7. ¿Se ha propuesto alguna meta para esta semana? _____ Si es así, ¿ha llegado a cumplirla? _____ Si no llegó a conseguirla, ¿se le ocurre algún plan de contingencia que pueda ayudarle a conseguir esta meta?

Obstáculo   Solución
_____   _____
_____   _____
_____   _____

8. ¿En qué situaciones se ha sentido a gusto esta semana? _____
_____
_____

9. ¿Tiene alguna pregunta o comentario que hacer? _____
_____
_____

10. Para los profesionales de la salud: ¿dispone de alguna otra información que considere importante señalar? Rellene este espacio antes de fotocopiar la hoja.
_____
_____
_____
_____
_____

Por favor, no no molestar

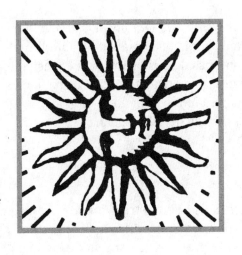

Por órdenes del médico, me estoy relajando

Carta al profesional de la salud

Querido colega:

Este libro es un cuaderno práctico de trabajo, que, partiendo del enfoque que se utiliza en medicina conductual, pretende dotar a los pacientes de un conjunto de técnicas para que aprendan a controlar su dolor crónico.

Este libro resulta especialmente eficaz en aquellos casos en que un profesional de la salud acude en ayuda del uso individual, ya que puede guiar al paciente a través del programa, y completar la información que aparece aquí. El paciente puede usar el libro en su casa, o bien en sesiones de grupo y en consultas individuales.

Si es usted médico puede utilizar el libro para ayudar a aquellos pacientes que no responden a tratamientos médicos convencionales, o bien en casos en que este tratamiento ha fracasado. También se puede recomendar la utilización conjunta de libro y tratamiento médico.

Si es usted psicólogo/a, trabajador/a social o enfermero/a, debe saber que este libro ofrece un programa de medicina conductual completo y autodirigido para sus pacientes o clientes. Se puede usar en programas de formación para el paciente, junto al seguimiento de un tratamiento médico, o junto a una psicoterapia. Los pacientes pueden disponer del material del libro ya sea de manera independiente o bien siguiendo un programa individual o de grupo en su vertiente formal de diez semanas.

Eficacia de este enfoque

Numerosos estudios científicos demuestran que los profesionales de la salud desempeñan un papel decisivo a la hora de facilitar la respuesta del paciente ante las intervenciones terapéuticas y en el proceso de cambio de sus conductas (Egbert, 1964; Hafen y otros, 1992; Ockene, 1987). Por ejemplo, animar a los pacientes a discutir su punto de vista sobre el dolor y darles información referente al autocontrol de este dolor puede ayudar a aumentar su implicación en el tratamiento, a reducir los síntomas, y/o a facilitar un autocontrol de estos síntomas (Caudill y otros, 1991; Delbanco, 1992). Una correcta aplicación del modelo de medicina conductual al control de síntomas incorpora todos estos principios, tomando conciencia de que en toda recomendación terapéutica se hace necesaria una profunda consideración acerca de la compleja biología, psicología y sociología de la enfermedad (Turk y otros, 1985). Los materiales que se presentan en este libro parten del modelo de la medicina conductual y se ha demostrado que provocan tanto un control individual de los síntomas como un descenso del recurso a los médicos por parte del los pacientes con dolor crónico (Caudill y otros, 1991).

El papel de los profesionales en la facilitación de este programa

A menudo nuestra mejor manera de ayudar a los pacientes que sufren dolor crónico es admitiendo los límites de nuestro conocimiento. Desconocemos todavía gran parte de los mecanismos que rigen ciertos aspectos del dolor crónico. Además, debemos decir delante de los pacientes que creemos que su experiencia de dolor es real y que comprendemos que no es algo que sólo se encuentra en sus mentes. Sin embargo, por eso la cabeza no deja de ser una herramienta útil de trabajo para salir adelante a pesar del dolor. La mayoría de pacientes que vienen a visitarme me piden lo mismo: si no me puede quitar el dolor, al menos escúcheme y créame cuando le digo que mi dolor es real.

Por lo que respecta a la perspectiva de la medicina conductual, los pacientes pueden estar seguros de que aquí no se parte de la premisa de que el dolor es culpa suya. La clave está en explicarles que se trata de un nuevo enfoque, y que hasta ahora les era imposible disponer de él. Necesitan creer que esta información les ayudará a vivir con el dolor, al margen de que se pueda eliminar o no.

Asesorar y animar a la predisposición al cambio por parte del paciente

Muchos de los pacientes con dolor se sienten abatidos y tristes, y por ello les resulta muy difícil escuchar lo que usted les pueda estar diciendo. La primera cosa que habría que determinar es si el paciente establece alguna conexión entre su estilo de vida y las fluctuaciones que sufren sus niveles de dolor. Al principio, muchos dirán que el dolor les ha alterado la vida, pero nunca al revés. Se puede animar a los pacientes para que vean la conexión entre sus conductas y dolor a partir de preguntas como: ¿Siente que su dolor aumenta después de realizar determinadas actividades? ¿Tiene problemas para dormir o se siente muy cansado? ¿Nota contracciones musculares en algún otro lugar que no sea donde siente el dolor?

Se puede pedir a aquellos pacientes que no han establecido la conexión entre sus conductas y el dolor que lean los capítulos 1 al 5, sin hacer los ejercicios descritos en ellos. También pueden empezar a registrar el diario del dolor que se describe en el capítulo 1, ya que les ayudará a concentrarse en la manera en que sus actividades diarias o su estado de ánimo afectan al dolor.

Si los pacientes ven una relación entre sus conductas y los diferentes niveles de su dolor, pueden pensar que aunque realicen un cambio conductual no encontrarán ninguna diferencia. Puede que sus preocupaciones aumenten al llegar a este punto. Por ejemplo, quizá piensen que si había alguna esperanza de curación, ésta desaparece al llegar aquí. Es realmente importante asegurar a los pacientes que seguir este programa no los aleja en absoluto de la posibilidad de una curación, sino todo lo contrario, ya que ésta irá apareciendo con el tiempo. Pero mientras llega, es posible y también necesario mejorar su calidad de vida; y para ello, no bastará con sostenerlos emocionalmente, sino que habrá que proporcionarles también cuidados médicos.

Los pacientes se sienten más inclinados a utilizar este libro cuando pueden percibir: 1) que cambiar sus conductas puede ayudarles a enfrentarse o a controlar su dolor, o 2), que ha llegado un punto en que necesitan de nuevas técnicas y habilidades para tratar los efectos que el dolor está produciendo en sus vidas en el nivel tanto emocional como físico o cognitivo.

Guiar a los pacientes a través del libro

Desde el momento en que los pacientes se sientan preparados para empezar, el libro les proporciona una guía en la que basarse para promover el cambio. Es útil indicar la fecha en la que se comenzó el programa junto al paciente, para empezar a cumplimentar el programa. Es una muestra de interés por su parte y asegurará que las metas que el paciente establezca serán realistas y alcanzables.

Un ritmo realista que cabría seguir sería leer un capítulo por semana. A medida que van pasando las semanas y los capítulos, se van añadiendo más observaciones y habilidades al repertorio de afrontamiento. Anime a sus pacientes a usar y combinar las habilidades –con la esperanza de conseguir una especie de sinergia– y no sólo a lograr una cada vez.

Con el objetivo de promover la acción, puede preguntar en próximas sesiones qué es lo que los pacientes están aprendiendo de las técnicas de respuesta de relajación, o dejar que ellos mismos establezcan sus propias actividades, a medida que van rellenando su diario del dolor. Pero es posible que los pacientes se muestren reacios a llevar a cabo los ejercicios escritos, ya que las habilidades propuestas desde la terapia cognitiva pueden cuestionar algunas de sus creencias y asunciones básicas. De cualquier forma se trata de algo crucial para cambiar las distorsiones cognitivas y los patrones de pensamiento poco eficaces. Anime a los pacientes a presentar estos registros en próximas sesiones, o a mantener un diario personal.

Escribir ese diario puede ayudar a los pacientes a sentirse más cómodos respecto a lo que les está pasando por la mente y a cómo repercute eso en sus vidas. Puede usted promover poco a poco el paso a la acción alimentando paulatinamente la autopercepción. Este movimiento hacia el mantenimiento de la acción a través del tiempo es algo esencial para que se produzca el cambio conductual y para que éste se convierta en una nueva forma de vida.

La secuencia de capítulos que se presenta en este libro refleja la manera en que se quiere presentar el programa. Se trata en todo momento de alternar la presentación de temas con la aceptación del programa por parte del paciente, a través de una construcción progresiva de habilidades de control del dolor. Se presentan primero aquellas técnicas que resultan más fáciles de aprender y que proporcionan resultados más inmediatos, como las técnicas de respuesta de relajación, el ejercicio físico, y los cambios alimenticios. Una vez los pacientes han ido asimilando e incorporando estas habilidades a sus vidas, se les ofrecen alicientes para continuar con técnicas más complejas –aquellas que requieren una práctica a más a largo plazo, introspección y autorreflexión, que se encuentran en los últimos capítulos.

Prevención de recaídas y mantenimiento

El capítulo 10 de este libro hace referencia a la prevención de recaídas y el mantenimiento de los resultados. Es importante disponer de «prescripciones» detalladas de técnicas de autocontrol para los casos en que el dolor empeore. Usted puede animar a sus pacientes a utilizar estas técnicas cuando sientan un recrudecimiento de sus síntomas a partir de la lista de cosas que deben hacer en caso de recaídas, que ellos mismos le habrán proporcionado (capítulo 10, págs. 187-188) y repasando las técnicas con ellos cada vez que sea necesario. Pero en todo caso recuerde que si el paciente relata algún tipo de recrudecimiento de su dolor diferente a su cuadro habitual de síntomas, necesitará reevaluar la situación para prevenir nuevos acontecimientos. Yo misma he descubierto que una vez que los pacientes empiezan a participar de forma activa en el control de su dolor a través de este programa, se convierten en los mejores jueces para evaluar su experiencia de dolor.

A partir de aquí, será también muy útil reforzar el mantenimiento del cambio emocional mediante una revisión periódica del mantenimiento de habilidades como las técnicas de respuesta de relajación (capítulo 3), el establecimiento de actividades (capítulo 4), la reducción del consumo de cafeína (capítulo 5), las estrategias de respuesta ante estados emocionales negativos (capítulos 6 y 7) y las habilidades de comunicación (capítulo 8). Si los pacientes han dejado de practicar estas técnicas y ven que cada vez tienen más dificultades para controlar su dolor, quizá necesite usted identificar y asimilar nuevos problemas específicos. Por ejemplo, ¿está sufriendo el paciente una crisis porque creía secretamente que este programa eliminaría su dolor y no lo está haciendo? ¿Dejó el programa porque le parecía que había mejorado tanto que ya no lo necesitaba? ¿O se trata de una crisis que tiene lugar al margen del programa, y que tiene que ver con la vida del paciente, que le está distrayendo del seguimiento del programa de control del dolor? Una vez haya conseguido identificar cuáles son los aspectos más importantes implicados en el problema, ya puede fijar con el paciente una fecha de regreso al tratamiento y restablecer un nuevo esquema de trabajo para futuras revisiones de los avances que el paciente vaya adquiriendo gracias a las habilidades.

Nota final

No me cansaré nunca de repetir lo edificante que me resulta ver cómo las personas cambian, mejoran su calidad de vida, o empiezan a sentirse más capacitadas para enfrentarse a algunos de los problemas más difíciles que el dolor crónico les plantea.

Es del todo crucial acercarse a los pacientes, poniéndonos a su nivel de información, al nivel de sus creencias, y al de su disposición a considerar nuevas directrices en todo lo referente a sus conductas y sus estilos de vida. El papel esencial que usted desarrolle en este proceso como facilitador del cambio tendrá también su premio.

MARGARET CAUDILL

Referencias

1. Margaret Caudill, Richard Schnable, Patricia Zuttermeister, Herbert Benson y Richard Friedman, «Decreased Clinic Use by Chronic Pain Patients: Response to Behavioral Medicine Intervention», *The Clinical Journal of Pain*, 7, 305-310, 1991.
2. Thomas L. Delbanco, «Enriching the Doctor-Patient Relationship by Inviting the Patient's Perspective», *Annals of Internal Medicine*, 116: 414-418, 1992.
3. Egbert, L. D., G. E. Battit, C.E. Welch, y M.K. Bartlett, «Reduction of Post-operative Pain by Encouragement and Instruction of Patients: A Study of Doctor-Patient Rapport», *New England Journal of Medicine*, 270, 825-827, 1964.
4. Brent Q. Hafen, Kathryn J. Frandsen, Keith J. Karren y Keith Hooker, *The Health Effects of Attittudes, Emotions and Relationships,* Provo, UT, EMS Associates, 1992.
5. Judith K. Ockene, «Physician-Delivered Interventions for Smoking Cessation», *Preventive Medicine*, 16, 723-737, 1987.
6. Dennis Turk, Donald Meichenbaum y Myles Genest, *Pain and Behavioral Medicine: A Cognitive-Behavioral Perspective*, Nueva York, Guilford Press, 1985.